★ 中共广东省委宣传部2020年主题出版·重点出版物 ★

常见传染病预防

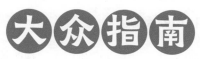

大众指南

广州市疾病预防控制中心　编

U0396262

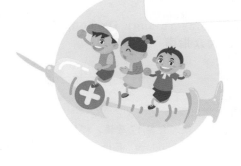

华南理工大学出版社
SOUTH CHINA UNIVERSITY OF TECHNOLOGY PRESS

·广州·

内容简介

随着新型冠状病毒感染的肺炎疫情席卷全球，大众对传染病预防的求知欲达到了前所未有的高度。本书通过活泼生动的科普教育形式，对常见传染病、重点传染病进行介绍，向大众普及传染病的预防知识；同时结合近期的政策热点和案例，让大众进一步熟知传染病的相关法律法规，发动群众"从我做起"，预防传染病的发生与流行。

图书在版编目（CIP）数据

常见传染病预防：大众指南 / 广州市疾病预防控制中心编 . —广州：华南理工大学出版社，2020.12（2023.2重印）
ISBN 978-7-5623-6581-5

Ⅰ.①常… Ⅱ.①广… Ⅲ.①传染病防治 – 指南 Ⅳ.① R183–62

中国版本图书馆 CIP 数据核字（2020）第 242807 号

Changjian Chuanranbing Yufang：Dazhong Zhinan
常见传染病预防：大众指南
广州市疾病预防控制中心 编

出 版 人：**柯宁**
出版发行：**华南理工大学出版社**
（广州五山华南理工大学 17 号楼，邮编 510640）
http://www.scutpress.com.cn E-mail: scutc13@scut.edu.cn
营销部电话：020-87113487　87111048（传真）
策划编辑：袁　泽
责任编辑：唐燕池
责任校对：陈苑雯
印 刷 者：广州市新怡印务股份有限公司
开　　本：880mm×1230mm　1/32　印张：4.125　字数：107 千
版　　次：2020 年 12 月第 1 版　2023 年 2 月第 3 次印刷
定　　价：32.00 元

编 委 会

序 言

在漫长的历史岁月中，人类的生命和健康一直受到传染病的威胁。随着科学的发展和对传染病认识的深入，人类不断探索预防传染病的有效方法和途径。传统传染病威胁持续存在，新发传染病不断出现。目前，我国法定传染病包括甲、乙、丙3类，共39种。2020年10月2日，国家卫健委发布《中华人民共和国传染病防治法》（修订草案征求意见稿），此次修订重点突出不明原因聚集性疾病防控，并增加了2种乙类传染病：人感染H7N9禽流感、新型冠状病毒肺炎。随着政府防控力度的加大，我国传染病疫情总体发展趋势稳中有降，但防控形势依然严峻。

2019年末2020年初，一场突如其来的新型冠状病毒肺炎疫情席卷全国，并在全球迅速蔓延。随着疫情在世界各地愈演愈烈，世界卫生组织随即宣布此次疫情为全球大流行。面对新发传染病和突发公共卫生事件的巨大挑战，引发了我们新的思考。党的十九大作出了实施健康中国战略的重大决策部署，《健康中国行动（2019—2030年）》中强调"加大传染病及地方病防治工作力度是维护人民健康的迫切需要"，这充分体现了党和国家对维护人民健康的坚定决心。然而，在传染病防控工作中，不仅需要政府宏观的防控政策和策略、传染病专科医生和卫生防疫人员的努力，同时还需要全社会全人群的共同参与，实现传染病的联防联控。在传染病面前，每一个公民不仅是疾病防控链上的受保护者，也是主动积极行动者，公民的行为在一定程度上影响着疫情的防控。因此，向公众普及科学有效的传染病防控知识和相关法律法规，提高全民传染病防控科学素养和健康素养至关重要。

作为长期从事疾病预防控制和流行病学研究的专业人员，我们深感自己有责任为公众编写一本集科学性、通俗性、时代性于一体的科普读物，帮助大家系统、科学、快捷地掌握常见、重点传染病防控知识和预防要点。基于此，我们在系统梳理常见、重点传染病流行病学基础知识和预防知识的基础上，以通俗生动的语言编写了此书。本书包括传染病概述、常见重点传染病、新发突发传染病、免疫规划、传染病法律法规五个部分，以简洁生动的语言、形象的图画对常见、重点传染病相关知识和防护方法进行了介绍；同时结合近期的政策热点和案例，让公众进一步熟知传染病的相关法律法规，在防控传染病过程中积极参与，进而有效预防传染病的发生与流行。

感谢广州市疾病预防控制中心有关专家为本书编写付出的辛勤努力。

编　者

2020 年 10 月

目录

预防是最经济最有效的健康策略。古人说：“上工治未病，不治已病。”“良医者，常治无病之病，故无病。”要坚定不移贯彻预防为主方针，坚持防治结合、联防联控、群防群控，努力为人民群众提供全生命周期的卫生与健康服务。

——习近平在全国卫生与健康大会上的讲话（2016年8月19日）

第一章

传染病概述

一、传染病的历史与定义

在人类漫长的历史长河中，许许多多的传染病曾暴发流行。传染病在尚未被系统地认知和了解的情况下，被称为"瘟疫"，给人类带来了深重的灾难。

从一定意义上讲，人类社会的发展历程就是一部与各种传染病斗争的战斗史。在人类历史相当长的一段时间内，传染病流行面广、发病率高、病死率高，给人类的发展、生存和生活带来了深远影响，历史上每一次传染病大流行都带走了数以万计的生命。根据世界卫生组织（WHO）报道，感染性疾病占人类全部死因的25%以上，是人类健康的头号杀手，给全世界经济和社会发展带来了严重的负担。

（一）什么是传染病？

要了解传染病的防护，我们先要掌握传染病的基本概念。

1. 传染病的定义

传染病是指由病原生物（如朊粒、病毒、衣原体、立克次体、支原体、细菌、真菌、螺旋体）和寄生虫（如原虫、蠕虫、医学昆虫）感染人体后产生的具有传染性、在一定条件下可以造成流行的疾病。感染性疾病是指由病原体感染所致的疾病，包括传染病和非传染性感染性疾病[①]。

2. 传染病的三要素

传染源：在体内有病原体生长繁殖，并可将病原体排出的人和／或动物，即患传染病或携带病原体的人和／或动物。

传播途径：指病原体自传染源排出后，再传染给另一名易感者之前在外界环境中所行经的途径。一种传染病的传播途径可以是单一的，也可以是多种的。传播途径可分为水平传播和垂直传播两类，常见的传播途径有：空气传播、飞沫传播、粪—口途径、接触传播、垂直传播、血液传播、性传播等。

易感人群：对某种传染病病原体缺乏免疫力而容易感染该病的人群。

3. 传染病如何防控？

传染病的防控，主要针对前文所述的三要素来采取措施。

（1）控制传染源

对于已患病的患者，应当做到早隔离、早治疗；对于疑似患者应当通过技术手段及时确诊或排除。

对于动物传染源，有经济价值的家禽、家畜可加以治疗，必要时宰杀后加以消毒处理；无经济价值的野生动物则予以捕杀后进行无害化处理。

（2）切断传播途径

针对不同传染病的传播途径，进行针对性防控。如呼吸道传染病（流感、SARS、新型冠状病毒肺炎等）可通过加强通风、减少或

---

① 李兰娟，王宇明. 感染病学［M］. 3 版. 北京：人民卫生出版社，2015.

避免去人群密集地、佩戴口罩等方式加以预防。肠道传染病（诸如、霍乱、手足口病等）可通过讲究个人卫生、饭前便后洗手、不喝生水、饭菜熟透、碗筷消毒等措施加以预防；对于病人接触的物表和物体应及时、正确消毒。虫媒传染病（如登革热等）可通过爱国卫生运动搞好环境卫生、使用药物杀灭等手段对传播媒介进行杀灭，减少传播媒介传染的可能性。

（3）保护易感人群

接种疫苗：对易感人群接种疫苗可有效预防传染病，如流感等。除常规接种疫苗进行预防外，还可进行应急接种。

相对隔离：如此次新型冠状病毒肺炎疫情暴发时，提倡所有人居家不要外出，需要外出时应正确佩戴口罩，就是为了减少接触患者或隐性感染者等传染源的可能性，达到隔离的目的。

服药预防：对于寄生虫病等，在前往疫区前可预防性服药。

（二）影响人类文明的重大传染病

1. 伍连德与鼠疫

鼠疫是一种由鼠疫耶尔森杆菌引起的传播速度快、病死率高的烈性传染病，历史上又称黑死病，主要传染源为啮齿类动物，媒介为鼠蚤。《中华人民共和国传染病防治法》中规定，鼠疫为甲类传染病。鼠疫在人类历史上曾发生过三次大流行。

人类历史上第一次鼠疫大流行发生在东罗马帝国公元6世纪时期，又称"查士丁尼鼠疫"。此次鼠疫大流行殃及面极广，流行持续数十年。

第二次鼠疫大流行发生在公元14世纪，断断续续持续了近300年，波及欧亚大陆和北非，欧洲死亡人数超过2500万，超过当时欧洲总人口的 1/3，全球累计死亡人数超过 1 亿。

第三次鼠疫大流行始于 19 世纪末，至 20 世纪 30 年代达到流行最高峰，波及亚洲、欧洲、美洲和非洲的 60 多个国家，全世界死亡人口超过千万，此次流行传播速度之快、波及面之广远超前两次大流行。在此次大流行期间，法国巴斯德研究院 ① 发现了鼠蚤是鼠疫的重要传播媒介，同年，曾在巴斯德实验室工作的耶尔森 ② 在香港发现了鼠疫杆菌，这是人类历史上首次确认了鼠疫的病原体。

1910 年 11 月，鼠疫由中东铁路传入哈尔滨，并在 6 个月内席卷整个东北。晚清政府委派伍连德博士 ③ 前往东北处理疫情。伍连德博士经过周密调查，发现流行于东北的鼠疫与以往认知的鼠疫有相当大的差异：疫区内房屋低矮，且冬天门窗紧闭，空气不流通，一家人中有一个人出现感染后，其他人很快也会感染。伍连德博士认为这是一种通过呼吸道飞沫传播的疾病。带着疑问，他进行了我国历史上首次尸体病理解剖，大胆提出东北鼠疫流行的是"肺鼠疫"，这种鼠疫无需通过媒介动物，直接通过呼吸道传播，并非此前宣称的"腺鼠疫"。这也解释了为什么当时日本医生在哈尔滨花大力气抓捕老鼠，却对疫情防控毫无效果，也没能发现一只带菌的老鼠。

在明确传染源和传播途径后，伍连德博士制定了分区防疫计划：

---

① 法国巴斯德研究院，成立于 1888 年，现主要工作为传染病防治的研究教学以及公共卫生服务，尤其关注狂犬病、鼠疫、白喉、破伤风、斑疹伤寒、黄热病、结核病、脊髓灰质炎、B 型肝炎及艾滋病的研究。

② 耶尔森（1863—1943），Alexandre Emil John Yersin，法国微生物学家，出生于瑞士，1894 年发现鼠疫杆菌，因此鼠疫杆菌被命名为鼠疫耶尔森氏菌作为纪念。

③ 伍连德（1879—1960），字星联，祖籍广东广州府新宁县（今广东台山市），出生于马来西亚槟榔屿。医学博士，中国卫生防疫、检疫事业的创始人，中国现代医学、微生物学、流行病学、医学教育和医学史等领域的先驱，中华医学会首任会长，北京协和医学院及北京协和医院的主要筹办者。1935 年诺贝尔生理学或医学奖候选人，是第一位获得诺贝尔奖提名的中国人。

一是划定区域，各区域指定医生、助手、医学生、卫生夫役与警察进行防控工作；二是明确区域内各岗位人员职责，由专人进行疫情调查，一旦发现有人感染鼠疫，立即送到防疫医院，并对发现病人的房屋使用硫磺和石炭酸（即苯酚）进行消毒；三是在疫区实行交通管制，本区居民仅可在本区活动；四是分级设立医院，将重症、轻症和疑似病例隔离开来。

伍连德博士的防控计划到今天也不过时。在防控鼠疫过程中，伍连德博士还发明了"伍氏口罩"，首创"疑似病房"的概念。伍连德博士还总结防控经验，正式提出了"肺鼠疫"的概念，并发表于国际知名医学期刊《柳叶刀》[①]。正是由于伍连德博士的杰出领导，人们成功扑灭了流行于东北的肺鼠疫。

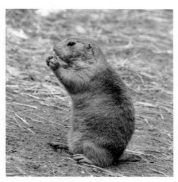

旱獭（土拨鼠）是 1910 年鼠疫的传播来源

2. 霍乱

霍乱是由 O1 型或 O139 型霍乱弧菌引起的急性水样腹泻性传染性疾病，为粪—口途径传染病。在过去的两个世纪里，霍乱曾七次出现并从恒河三角洲传播，还有一次从印度尼西亚传播，并导致全球大流行。尽管当前水质、环境卫生和个人卫生以及霍乱的临床治疗情况有所改善，但霍乱每年仍造成约 10 万人死亡。第一次霍乱大流

① 柳叶刀，*The Lancet*，1823 年由汤姆·魏克莱（Thomas Wakley）所创刊，他以外科手术刀"柳叶刀"（Lancet）的名称为这份刊物命名，而"Lancet"在英语中也是"尖顶穹窗"的意思，借此寓意期刊立志成为"照亮医界的明窗"。伍连德博士在《柳叶刀》上发表的论文为：WU L T，et al. Investigation into the relationship of tarabagan (Mongolia marmot) to plague [J].The Lancet, 1913, 182(4695): 529–535.

行始于 1817 年，随后在 1829 年、1852 年、1863 年、1881 年、1889 年和 1961 年都暴发了霍乱大流行——最近一次一直持续到现在。每次大流行都有其独特的地理传播模式，但最终它们都波及了亚洲、非洲、欧洲、澳大利亚和美洲的大部分地区[1]。霍乱目前仍然是我国法定的甲类传染病。

3. 屠呦呦与疟疾

疟疾是经按蚊叮咬或输入带疟原虫者的血液而感染疟原虫所引起的虫媒传染病，疟疾按疟原虫的形态主要可分为恶性疟、间日疟、三日疟、卵形疟或混合感染。临床症状主要表现为周期性规律发作，全身发冷、发热、多汗，长期多次发作后，可引起贫血和脾肿大。根据世界卫生组织数据显示，疟疾主要发生在非洲、东南亚等地，我国云南、海南、贵州、安徽等地亦曾流行。

在特定的历史背景下，1969年中国中医研究院接受抗疟药研究任务，屠呦呦[2]任科技组组长。屠呦呦带领课题组从中医典籍、本草、民间药方入手，编写了以640 种药物为主的《抗疟单验方集》，并对其中 200 余种中药开

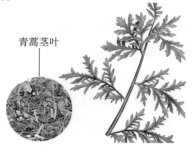

青蒿茎叶

青蒿（图片来源：《本草纲目（白话手绘彩图典藏本）》）

① CLEMENS J D, NAIR G B, AHMED T, et al. Clolera [J]. Lancet, 2017, 390 (10101): 1539–1549.
② 屠呦呦，（1930— ），中国中医科学院研究员，从事中药和中西药结合研究，突出贡献是创制新型抗疟药青蒿素和双氢青蒿素。1972 年成功提取到了一种分子式为 $C_{15}H_{22}O_5$ 的无色结晶体，命名为青蒿素。她因发现青蒿素的贡献获得 2011 年"拉斯克奖"和葛兰素史克中国研发中心"生命科学杰出成就奖"、2015 年"诺贝尔生理学或医学奖"、2016 年度"国家最高科学技术奖"，2018 年获授党中央、国务院改革先锋称号与改革先锋奖章，2019 年获授共和国勋章。

展实验研究，经历数百次失败后，在东晋时期葛洪所著的《肘后备急方·治寒热诸疟方》中获得灵感，并利用现代医学手段设计优化实验，终于在 1972 年提纯获得青蒿素。青蒿素具备高效、低毒的特性，制成药物用于临床后使用至今。屠呦呦也因在抗疟药物中的杰出贡献，获得了 2015 年诺贝尔生理学或医学奖等重要奖项。

4. 天花

天花是由天花病毒感染引起的一种古老的烈性传染病，痊愈后可获得终身免疫。天花也是病死率较高的传染病之一，传染性极强，主要通过呼吸道飞沫或接触传播。主要临床表现为：寒战、高热、乏力、头痛、四肢及腰背部酸痛，体温急剧升高时可出现惊厥、昏迷，皮肤成批依次出现斑疹、丘疹、疱疹、脓疱，最后结痂、脱痂，遗留痘疤。

虽然人类始终没有找到针对天花确定有效的治疗方法和药物，但在 18 世纪 70 年代，英国医生爱德华·詹纳发现了牛痘，让人类最终能够抵御天花病毒。

1980 年世界卫生组织宣布人类成功消灭天花。至此，天花成为最早被彻底消灭的传染病。

5. 流行性感冒

流行性感冒（简称"流感"）是由流感病毒引起的急性呼吸道传染病，具有传染性强、传播速度快的特点。

流感大流行给人类健康和社会经济带来了沉重的打击。在过去的一百多年里，暴发过五次流感大流行，分别是：1918 年西班牙流感，1957 年亚洲流感，1968 年香港流感，1977 年俄罗斯流感和 2009

年甲型 H1N1 流感，累计造成数亿人感染和数千万人死亡。这五次流感大流行都波及中国，且其中有 3 次被认为是从中国开始暴发。

　　2009 年甲型 H1N1 流感首先暴发于美国和墨西哥，WHO 于 4 月 25 日宣布该疫情为"具有国际影响的公共卫生事件"。我国疫情自 2009 年 5 月开始从四川暴发，最终感染率达到 7704/100 000，超额死亡人数为 3 万人。截至 10 月，疫情波及全球几乎所有地区，累计感染 38 万人，死亡人数超过 4 万人。疫情最终于 2010 年 8 月结束全球大流行，累计造成 10 万～40 万人死亡。

二、传染病传播的三要素

　　传染病的流行必须具备三个基本环节，就是传染源、传播途径和易感人群。三个环节必须同时存在，方能构成传染病流行，缺少其中的任何一个环节，新的传染不会发生，不可能形成流行。

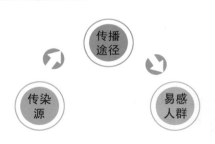

　　1. 传染源

　　传染源是指体内有病原体生存、繁殖，并能将病原体排出的人或动物，包括传染病患者、病原携带者和受感染的动物。

　　①患者：是大多数传染病重要的传染源。不同疾病阶段的患者其传染强度可有不同，一般情况下以发病早期的传染性最大。慢性感染患者可长期排出病原体，成为长期传染源。

　　②隐性感染者：在某些传染病中，如新型冠状病毒肺炎、流行性脑脊髓膜炎、脊髓灰质炎等，隐性感染者在病原被清除之前是重要的

传染源。

③病原携带者：慢性病原携带者虽无明显临床症状，但会长期排出病原体，在某些传染病中，如乙型肝炎、伤寒、细菌性痢疾等，有重要的流行病学意义。

④感染动物：以啮齿类动物最为常见，其次是家畜、家禽。以动物为传染源传播的疾病，称为动物性传染病，如狂犬病、布鲁氏菌病等；以野生动物为传染源的传染病，称为自然疫源性传染病，如鼠疫、钩端螺旋体病、流行性出血热等病。

2. 传播途径

病原体离开传染源后到达另一个易感宿主的途径称为传播途径。同一种传染病可以有多种传播途径，如新型冠状病毒肺炎的主要传播途径为呼吸道飞沫和直接接触传播。

①呼吸道传播：病原体存在于空气中的飞沫或气溶胶里，易感者吸入时被感染。如新型冠状病毒肺炎、麻疹、白喉、结核病、禽流感、SARS 等。

②消化道传播：病原体污染食物、水源或食具，易感者进食时被感染，如霍乱、伤寒、细菌性痢疾等。

③接触传播：包括日常生活接触感染，如新型冠状病毒肺炎、手足口病、麻疹、流行性感冒等；易感者与被病原体污染的水或土壤接触时被感染，如钩端螺旋体病、血吸虫病和钩虫病等；不洁性接触可传播艾滋病（HIV）、乙型肝炎（HBV）、丙型肺炎（HCV）、梅毒等。

④虫媒传播：是指通过蚊、蝇、虱、蚤等节肢动物传播的方式。虫媒传播又可分为吸血传播和机械传播，前者指节肢动物通过吸血而

传播传染病，如蚊子通过吸血可传播登革热、乙脑和疟疾，跳蚤通过吸血传播鼠疫；机械传播是指节肢动物通过其虫体、爪、翅等机械地运载、传播传染病，如苍蝇和蟑螂一般并不吸血，而是通过它们的身体携带病菌传播到食品、饮用水中，引起痢疾、伤寒等传染病。

⑤血液、体液传播：病原体存在于携带者或患者的血液或体液中，通过应用血制品、分娩或性交、共用注射器等传播，如 HIV、HBV、HCV 等。

3. 易感人群

易感人群是指对某种传染病缺乏免疫、容易受传染的人群。当易感者在某一特定人群中的比例达到一定水平，同时又有传染源和合适的传播途径时，就很容易发生该传染病的流行，如新型冠状病毒肺炎。我们平时接种各类疫苗就是为了提高易感人群和易感者对某些（或某种）传染病的抵抗力。

三、传染病主要预防手段

（一）传染病的预防

传染病的预防，就是在疫情尚未发生前，针对可能被病原体感染并发生传染病的易感人群采取措施。预防为主是我国的基本卫生工作方针，包括加强健康教育、加强人群免疫、改善卫生条件等。

预防措施包括传染病的报告和针对传染病流行三要素（传染源、传播途径、易感人群）的综合预防措施。

1. 传染病的报告

传染病的报告是传染病监测的手段之一，也是控制和消除传染病的重要措施。

报告种类：甲类（2种）、乙类（28种）、丙类（11种）三类，共41种。

责任报告单位及报告人：各级各类医疗机构、疾控机构、采供血机构均为责任报告单位；其执行职务的人员和乡村医生、个体开业医生均为责任报告人。

报告方式及时限：责任报告人在首次诊断传染病病人后，应立即填写传染病报告卡；发现甲类和乙类中的肺炭疽、传染性非典型肺炎、脊髓灰质炎和新型冠状病毒肺炎病人或疑似病人时，或发生其他传染病和不明原因疾病暴发，须在2小时内报告；发现其他乙类、丙类传染病病人、疑似病人和规定报告的传染病病原携带者，须在24小时内报告。

2. 针对传染源的措施

（1）针对病人

对病人应做到"五早"——早发现、早诊断、早报告、早隔离、早治疗。一经诊断为传染病确诊病例或疑似病例，应尽快管理传染源，防止在人群中传播扩散。

（2）针对病原携带者

对病原携带者应做好登记、管理和随访至病原体检测2～3次阴性为止。

（3）针对接触者

接触者指与传染病有过接触并有受感染的可能者。接触者都应接受检疫。检疫期为最后接触日至该病的最长潜伏期。

● 隔离观察：指在指定场所进行观察，限制活动范围，实施诊察、检验和治疗。对甲类传染病和乙类传染病中的传染性非典型肺炎、肺炭疽和新型冠状病毒肺炎的接触者应进行隔离观察。

● 医学观察：可正常工作、学习、生活，但需接受体检、测量体温、病原学检查和必要的卫生处理等医学观察。对其他乙类和丙类传染病的接触者应实行医学观察。

（4）针对动物传染源

对危害大且经济价值不大的动物传染源进行捕杀、烧毁；对危害不大且有经济价值的可进行隔离治疗。此外还要做好家畜和宠物的预防接种和检疫工作。

3. 针对传播途径的措施

对被传染源污染的环境，必须采取有效的措施去除和杀灭病原体。肠道传染病通过粪便等污染环境，应加强粪便、呕吐物及被污染物品和周围环境的消毒，做好水源管理，加强饮食及个人卫生管理；呼吸道传染病通过呼出的空气及痰液污染环境，应加强室内通风及空气消毒，个人应佩戴口罩；艾滋病可通过注射器和性活动传播，应推广使用安全套，杜绝吸毒及共用注射器；针对虫媒传染病，应有防虫设备，并采用药物杀虫、防虫、驱虫措施。

（1）消毒

消毒是指用化学、物理、生物的方法杀灭或消除环境中病原体的一种措施，包括预防性消毒和疫源地消毒。

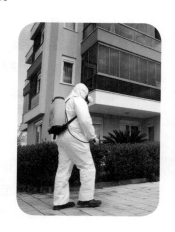

● 预防性消毒：对可能受到病原体污染的场所和物品进行消毒。

● 疫源地消毒：对现有或曾经有传染源存在的场所进行消毒。其目的是消除传染源排出的致病性病原体。分为随时消毒和终末消毒。

①随时消毒：在传染源还存在于疫源地时所进行的消毒。

②终末消毒：在传染源痊愈、死亡或离开后所作的一次性彻底消毒，从而完全清除传染源所播散、留下的病原体。

（2）杀虫

使用杀虫剂杀灭有害昆虫，特别是外环境中传递病原体的媒介节肢动物。

4. 针对易感人群的措施

（1）预防接种

预防接种指的是将疫苗接种到机体，其目的是有计划地使机体获得对传染病的特异性免疫，以降低人群易感性，从而预防传染病的发生和流行。

疫苗是病原体或其代谢产物经过理化因素处理后，使其失去毒性但保留抗原性所制备的生物制品，包括灭活疫苗、类毒素、亚单位疫苗、重组疫苗、DNA 疫苗等类型。

（2）免疫预防

免疫预防包括主动免疫和被动免疫。

主动免疫也称自动免疫，是指以免疫原物质接种人体，使人体自行产生特异性抗体的方法。特异性抗体产生后须经几天、几个星期或更长时间才出现主动免疫，但能长久甚至终生保持。主动免疫对随后的感染有高度抵抗的能力。

被动免疫是指以含有抗体的血清或制剂接种人体，使人体获得现成抗体的方法。抗体非自身产生，在体内维持时间短，仅提供暂时的保护。被动免疫主要用于治疗或紧急预防。

（3）药物预防

药物预防可用作一种应急措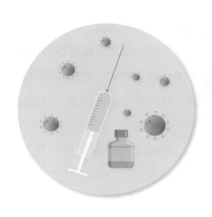
施来预防传染病的传播，如服用
磷酸奥司他韦预防流感，服用青
霉素预防猩红热，服用强力霉素
预防霍乱，服用乙胺嘧啶或氯喹
预防疟疾。但药物预防作用时间
短、效果不巩固，易产生耐药性，
其应用具有较大的局限性。

（4）个人防护

接触传染病的医务人员及实验室工作人员应严格遵守操作规程，
配置和使用必要的个人防护用品，并根据危险程度采取分级防护；疟
疾、登革热流行区使用个人防护蚊帐、蚊虫驱避剂；呼吸道传染病发
生时佩戴口罩等。

（5）健康教育

向群众宣传传染病的传播与防止传播的知识，消毒、杀虫和灭
鼠的知识，预防接种的知识等；培养群众良好的卫生习惯，指导和促
进群众自我保健。

（二）传染病暴发、流行的紧急措施

根据传染病防治法的规定，在有传染病暴发、流行时，县级以
上地方人民政府应当立即组织力量，按照预防、控制预案进行防治，
切断传染病的传播途径，必要时，报经上一级人民政府决定，可以采
取下列紧急措施并予以公告：

● 限制或者停止集市、集会或其他人群聚集的活动；

● 停工、停业、停课；

● 临时征用房屋、交通工具；

● 封闭或封存被传染病病原体污染的场所、公共饮用水源、食品以及相关物品；

● 控制或者捕杀染疫动物；

● 对出入疫区的人员、物资和交通工具实施卫生检疫。

在采取紧急措施防止传染病传播的同时，应立即组织开展传染病暴发调查，并实施有效的措施控制疫情，包括隔离传染源、治疗病人尤其是抢救危重病人、检验和分离病原体；采取措施消除在暴发调查过程中发现的传播途径和危险因素，如封闭可疑水源、进行饮用水消毒，禁食可疑食物，捕杀动物传染源和应急接种等。

第二章
常见重点传染病

一、呼吸道传染病

（一）流感

起夜受了凉、外出受了寒，或者在气温骤升骤降的季节，不少人容易出现打喷嚏、流鼻涕、鼻塞、咳嗽、头疼、发烧、喉咙痛、没有精神等症状，所有这些，似乎都与"感冒"有着千丝万缕的联系。

遥想当年，李白在青山中吟唱"懒摇白羽扇，裸袒青林中。脱巾挂石壁，露顶洒松风。"当年洒脱的李白在夏日被凉风吹过，不知感冒否？

"感冒"一词可追溯到南宋。南宋年间，馆阁设有轮流值班制度，每晚安排一名阁员值宿。当时值班阁员"开溜"成风，开溜的借口，代代阁员约定俗成，在值班登记簿上均写为"肠肚不安"。一日，一位名叫陈鹄的太学生，硬被拉去馆阁值宿。他开溜时，偏不循例写"肠肚不安"，却标新立异大书"感风"二字。"感"者，受也；"风"，则取自"外因六淫"之首。

到了清代，官员办毕公事请假休息，例称请"感冒假"。"冒"，即透出。"感冒假"作为一个意义总体，可解释为：本官为公务操劳之际，已感隐病而坚持至今，现症状终于暴发透出，故而不得不请假将养。

由此看来，感冒其实不是一种病，而是一种生病的状态。时至今日，在临床上，呼吸系统相关的疾病都可以统称为感冒。而我们老百姓如今口中的"感冒"，可分为普通感冒和流行性感冒（又称季节性流感或流感），两种感冒的差异如表 2-1 所示。

普通感冒，常指包括鼻腔、咽或喉部急性炎症的一组疾病的总称，比如病毒性咽炎、喉炎、疱疹性咽峡炎、咽结膜热、细菌性咽 - 扁桃体炎等。

流感，则特指由流感病毒感染引起的急性呼吸道传染病。由流感病毒感染引起、急性发病、传染性强是流感区别于普通感冒的重要特征。

表 2-1　流感与普通感冒的差异

感冒类型	流　感	普通感冒
致病原	流感病毒	鼻病毒、冠状病毒等
传染性	强	弱
易感人群	全人群	全人群
季节性	有明显季节性（我国北方通常有一个冬春季流行高峰，南方则有两个流行高峰，即冬春季和夏季）	季节性不明显
症状	典型症状为发热，可达 39～40℃，可伴寒颤；全身症状重，头痛、肌肉痛、乏力	一般不发热或轻、中度热；以鼻部症状为主，打喷嚏、流涕、鼻塞；全身症状轻或无

续表

感冒类型	流 感	普通感冒
危害	一般发病 3～4 天后体温逐渐恢复正常，全身症状好转。老人、儿童、慢性病患者、孕妇可合并肺炎、中耳炎、心肌炎等并发症，可发展为重症甚至死亡	并发症少见，一般 5～7 天痊愈

1. 流感病毒是什么？

流感病毒有甲、乙、丙、丁四大家族，对应的就是甲型（A 型）流感、乙型（B 型）流感、丙型（C 型）流感和丁型（D 型）流感（目前发现丁型只感染牛、猪，不感染人）。

甲型流感病毒家族可按照病毒颗粒表面的血凝素抗原（H 抗原18 种）和神经氨酸酶抗原（N 抗原 11 种）的不同组合，进一步分为各种亚型，理论上可多达 198 个亚型，一旦发生重大变异或重组可能引发流感大流行。目前导致每年季节性流行的甲型流感病毒是 H1N1 和 H3N2 亚型。

乙型流感病毒家族可分为Victoria（维多利亚）和 Yamagata（山形）两个系，每年和甲型H1N1、H3N2 流感病毒共同循环引起季节性流行。乙型流感病毒感染对象的特异性强，除人之外，海豹也是无辜的受害者之一，其他的被感染对象目前尚未被发现。

流感病毒结构模型
[图片来源：美国疾病预防控制中心（CDC）官网]

丙型流感病毒仅呈散发感染。

2. 得了流感有哪些症状？

流感主要以发热（体温可达 39 ～ 40℃）、头痛、肌痛和全身不适起病，可有畏寒、寒颤，多伴全身肌肉关节酸痛、乏力、食欲减退等全身症状，常有咽喉痛、干咳，可有鼻塞、流涕、胸骨后不适、颜面潮红、眼结膜充血等。部分患者症状轻微或无流感症状。感染乙型流感的儿童常以呕吐、腹痛、腹泻为主要表现。

无并发症的患者呈自限性，多在发病 3 ～ 4 天后发热逐渐消退，全身症状好转，但咳嗽、体力恢复常需较长时间。

轻症流感常与普通感冒表现相似，但其发热和全身症状更明显。重症病例可出现病毒性肺炎、继发细菌性肺炎、急性呼吸窘迫综合征、休克、弥漫性血管内凝血、心血管和神经系统等肺外表现及多种并发症，甚至死亡。

3. 流感是怎么传播的？

流感可以人传人，流感患者和隐性感染者（感染了流感病毒但

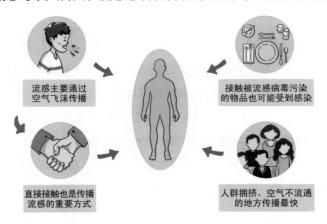

流感的传播途径

没有发病的人）是流感的主要传染源。流感病毒主要通过打喷嚏和咳嗽等飞沫传播，经口腔、鼻腔、眼睛等黏膜直接或间接接触感染。接触被病毒污染的物品也可通过以上途径感染。

另外，在人群密集并且密闭或通风不好的房间内，也可能通过气溶胶的形式传播。

4. 怎么判断是否得了流感？

流感通常急性起病，发热（高热可达 39 ～ 40℃），呼吸道症状可出现咽痛、咳嗽、鼻塞、流涕等，全身症状明显，如头痛、肌痛、乏力等。如果出现上述症状，尤其是在流感流行季节，很可能是感染流感病毒所致。

因为"感冒"去就诊，医生通常会让患者做一个血常规检测，它可用来协助判断究竟是细菌性感冒还是病毒性感冒，亦或是支原体等病原体感染。最简单的判断方法是：白细胞大幅升高、中性粒细胞明显升高，C 反应蛋白高可能是细菌性感染（或混合性感染）；而白细胞不高或降低，则可能是病毒感染。当然，还需结合上面的临床症状来判断。

但由于流感的症状缺乏特异性，容易与普通感冒和其他上呼吸道感染相混淆，所以流感需要实验室病原学检测来确诊。检测方法包括病毒抗原检测、核酸检测、病毒分离培养和血清学检测。

除此之外，流感还有一种诊断类型，叫作临床诊断病例。主要指的是发病前 7 天内与疑似或确诊流感患者有密切接触，或属于流感样病例聚集发病者之一（流感样病例：发热，体温 ≥ 38℃，伴咳嗽或咽痛之一者，同时缺乏其他实验室诊断依据；聚集发病：同一地区或单位内在较短时间出现异常增多的流感样病例），或有明确传染给他人的证据，再加上具有流感的临床表现，且已排除其他引起流感样症状的疾病。

5. 流感如何治疗？

对于流感病例，应尽早隔离治疗。

控制传染源、隔离病例是预防传染病的最有效方式。

在出现流感症状后，最好不要硬撑着去上班、上课。在家里隔离休息是最佳选择，尽量减少与他人接触，多饮水，吃容易消化的食物。

另外，要随时观察病情变化，一旦出现持续高热，伴有剧烈咳嗽、呼吸困难、神态改变、严重呕吐与腹泻等症状，应及时到医院的发热门诊就诊，在就医过程中要佩戴口罩。

奥司他韦、扎那米韦等神经氨酸酶抑制剂是治疗流感的有效药物。孕妇、儿童、老人及慢性病患者等高危人群感染流感后容易出现严重症状，应尽早就医，不必等待病毒检测结果，尽早在医生指导下使用抗病毒药物。临床试验表明该药在感染流感早期，尤其是48 小时以内服用效果较佳，可减少并发症、降低病死率、缩短住院时间。当然，发病时间超过 48 小时的重症患者依然可以从抗病毒治疗中获益。

非重症且没有重症流感高危因素的患者，在发病 48 小时内，需要医生在充分评价风险和收益后，再考虑是否给予抗病毒治疗。

6. 如何预防流感？

（1）接种流感疫苗

每年接种流感疫苗是目前预防流感最有效的手段。

6 月龄及以上所有无禁忌症的人均可接种流感疫苗。根据我国国情，尤其建议以下人群接种流感疫苗：6 月龄至 5 岁的儿童；60 岁及以上老人；慢性病患者；医务人员；6 月龄以下婴儿的家人和看护人员；孕妇或准备在流感季节怀孕的女性。

（2）保持健康生活方式

勤洗手，不用手触碰眼、口、鼻；咳嗽或打喷嚏时遮住口鼻；保持环境清洁和通风；在流感流行季节，尽量避免去人群聚集场所；出现流感样症状注意休息及自我隔离，不带病上班、上课，前往公共场所或就医过程中佩戴口罩；家庭成员出现流感患者时，尽量避免近距离接触等。

7. 流感来袭，家庭如何接招？

①隔离传染源。患病的家庭成员作为一个移动传染源，应该尽可能将其隔离，该看医生时就去看医生，居家期间佩戴口罩，防止患病成员肆意"挥洒"流感病毒。

②注意个人卫生。患病家庭成员打喷嚏或咳嗽时应用纸巾或者手肘掩住口鼻，不随地吐痰，口鼻分泌物用纸巾包好，丢在带盖垃圾桶内。未患病的家庭成员也应该保持良好的个人卫生。

③主动防护。流感季来临，推荐家中小孩、老人等重点人群接种流感疫苗，可以降低患病风险。未患病的家庭成员也可主动佩戴口罩，同样可降低患病风险。

④勤洗手、勤通风、勤消毒和勤运动。饭前便后、打喷嚏后都要洗手；家中出现流感患者后勤通风，让滞留在环境中的流感病毒"随风而散"，降低空气中流感病毒浓度；家具表面、门把手、水龙头以及其他家中常触碰和握持的部位要勤消毒；多运动，增强体质，提高对病毒的抵抗力。

⑤预防性服药。家中出现流感患者后，未患病老人、小孩作为密切接触者，可按医生指导，服用奥司他韦或扎那米韦等抗病毒药物进行预防。

8. 流感疫情来袭，学校如何接招？

①加强晨午检，及早发现不适病例。

②严格落实病例隔离制度，对于流感样病例严格隔离，待体温恢复正常、其他流感样症状消失 48 小时后方可返校上课。

③加强教室、宿舍、饭堂及其他功能室的通风和环境消毒。

④对当日新发现流感样病例 5 例及以上，或班级出现流感样病例达 30% 及以上，或一周内发生 2 例及以上实验室确诊病例住院或死亡（不包括门诊留观病例）的班级，应及时实施停课措施，达到复课标准后方可开班复课。

⑤加强校内师生和职工呼吸道传染病宣传教育。

9. 流感疫苗

近年来流感持续活跃，尤其是 2017—2018 年流感疫苗与我国流感优势毒株不匹配，又引起了一次流行，"流感疫苗"也随之成为公众视野中的高频词汇。

流感疫苗，是用来预防流感的疫苗。接种流感疫苗可以减少接种者感染流感的机会、减轻流感症状；疫苗接种率达 60% 以上时，可对整体人群建立免疫屏障，避免流感大流行。在我国流感疫苗属于二类（自费）疫苗，大众可自愿接种。

我国目前的流感疫苗为流感病毒灭活疫苗，分为三价流感灭活疫苗［由 A (H1N1) pmd09 型、A（H3N2）型、B(Victoria) 型或者 B（Yamagata）型组成］和四价流感灭活疫苗［由 A (H1N1) pmd09 型、A（H3N2）型、B(Victoria) 型和 B（Yamagata）型组成］。

由于流感病毒易于变异，每年 WHO 都会基于全球流感监测及应对系统（GISRS）的监测结果，根据南北半球上一年度流感的主

大众指南

要流行株分别提出下一个流行季的疫苗组分。对于北半球的下一个流感流行季，会在 2 月或 3 月给出建议；而对于南半球的下一个流感流行季，会在 9 月给出建议。所以针对三价疫苗的建议存在预判失准的情况，就如 2017 年推荐的三价疫苗，毒株是由 A (H1N1) pmd09 型、A（H3N2）型、B(Victoria) 型组成，但当年流行的却是 B（Yamagata）型，因此当年也引起了一波 B（Yamagata）型流感的暴发流行。相比之下，四价流感疫苗的覆盖面会更全，更有保障，因此也推荐有条件的家庭首选四价疫苗进行接种。此外，由于四价疫苗在 2018 年才正式上市，目前在产能和市场供给上部分地区仍存在不足，但随着疫苗的推广，这些问题将会迎刃而解。

或许有人会提出疑问：如果当地没有四价的流感疫苗，只有三价的，那我还需要接种么？答案是肯定的。

从病毒循环角度考虑，流行毒株是不断变化的。B 型流感多在冬季出现，春季后多转化为 A 型流感。国家流感中心监测数据显示，我国目前使用的三价疫苗对预防感染甲型和乙型流感病毒效果良好。

从感染后的临床结局考虑，A 型流感病毒更容易引起重症和死亡，因此为降低特殊人群发病、重症和死亡的风险，接种疫苗很有必要。

从疫苗成分考虑，流感疫苗包含了多个流感型别的组分，即便目前的三价疫苗中未包含 B(Yamagata) 型或 B（Victoria）型的成分，但各型间能激发一定的交叉保护，因此接种疫苗后，即使感染未覆盖的亚型，症状也能相对减轻。

人人都希望病毒的多价疫苗能够"押对题"，毕竟预测模型参考的是已有的数据，但未来的流感疫苗仍有"押错题"的可能性。正是由于流感病毒突变率高、传播速度快、致病性强的特点，全球将致力于研制出覆盖亚型多、保护时间长、免疫功效好的广谱流感病毒疫苗或通用流感疫苗（"终极目标"就是能够覆盖全部病毒株范围）。

（二）禽流感

禽流感是禽类流行性感冒的简称，是由甲型流感病毒引起的禽类传染性疾病，容易在禽类（尤其是鸡）之间引起流行，过去在民间称作鸡瘟。家禽感染禽流感病毒后，可导致严重的传染性疾病，感染禽类死亡率可达 100%。

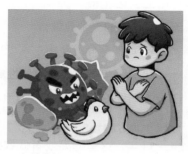

拒绝接触活鸡 以免传染禽流感

流感病毒表面犹如有一把"钥匙"，人或者禽类的细胞表面犹如有一把"锁"，能够打开人类细胞大门的称为人流感病毒，而能够打开禽类细胞大门的则称为禽流感病毒。

人感染禽流感，是由禽流感病毒引起的人类疾病。由于禽流感病毒的自身特点，一般仅感染禽类。但它是个善于变化的家伙，当它在复制过程中结构发生改变，则有可能获得感染人的能力。至今已经发现能直接感染人的禽流感病毒亚型有：H5N1、H7N1、H7N2、H7N3、H7N7、H9N2、H7N9 等。其中，高致病性 H5N1 亚型和H7N9 亚型尤其引人关注，不仅重创了家禽养殖业，还造成了人类的伤亡。

那么究竟 H5N1、H7N9、H9N2 等又是什么病毒呢？它们都是禽流感病毒吗？要弄清楚这个问题，我们需要简单介绍下禽流感的取名规则。

1. H5N1、H7N9、H9N2 究竟是什么？

禽流感病毒，属于甲型流感病毒。在上一小节，我们提到甲型流感病毒家族可按照病毒颗粒表面的血凝素抗原（H 抗原 18 种）和神经氨酸酶抗原（N 抗原 11 种）的不同组合，进一步分为各种亚型，理论上多达 198 个亚型。我们平时说的 H5N1、H7N9 等就是甲型流感病毒中的一个亚型。

2. 如何区分高致病性禽流感和低致病性禽流感？

我们经常听说"高致病性禽流感"和"低致病性禽流感"，而且还听说 H7N9 是低致病性禽流感，那为何还有那么多人类被感染而死亡呢？

其实，这里的高或者低致病性，是针对禽类来讲的。水禽是多数甲型流感病毒亚型的主要天然宿主，这些病毒多数会在禽类中引起无症状或轻微的感染，症状范围取决于病毒的特征。在禽类中引起严重疾病并造成很高死亡率的病毒被称为高致病性禽流感，在家禽中引起疾病暴发但通常不涉及严重疾病的病毒被称为低致病性禽流感。因此，这个"高"或者"低"跟人类感染后的致病性并没有直接关系。

在初步了解后，估计大家最关心的是，究竟禽流感是怎么感染人类的呢？研究发现，人类可经呼吸道传播或密切接触感染禽类的分泌物或排泄物，以及通过接触病毒污染的环境而被感染，目前尚未有证据表明可出现持续的人传人。

因此，人感染禽流感的高危人群自然就是在发病前 1 周内接触过禽类、到过活禽市场，或者自己家里有养活禽的人。值得注意的是，不同型别的高发年龄还存在区别，H5N1 为中青年，而 H7N9 则为老年人。

3. 人得禽流感后有什么症状？

患者一般表现为流感样症状，如发热、咳嗽、少痰，可伴有头痛、肌肉酸痛、腹泻等全身症状。重症患者病情发展迅速，多在发病 3 ～ 7 天出现重症肺炎，体温大多持续在 39℃ 以上，出现呼吸困难。常快速进展为急性呼吸窘迫综合征、感染性休克，甚至多器官功能障碍。据目前研究显示：H5N1 和 H5N6 亚型的病死率均超过 60%，H7N9 亚型近 40%，即便病死率较低的 H9N2 亚型也有 6%。

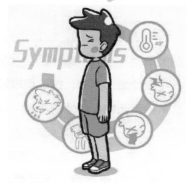

禽流感的症状包括发热、咳嗽、少痰，可伴有头痛、肌肉酸痛、腹泻

　　我们发现，人感染禽流感的早期症状与流感、普通感冒较为相似。所以也提醒大家，在禽流感高发季节（一般为冬春季），如果自己近两周有禽类接触史，又出现了流感的相关症状，一定要及早到医院就诊，并主动告知医生曾与活禽接触，协助医生及时排查诊断。

　　4. 怎么判断得了人感染禽流感？

　　如流感一样，要判断人感染禽流感，仍需要开展病原学检测。医生在接诊疑似人禽流感病例时，会采集患者的咽拭子，然后送实验室开展病原学检测。目前人感染禽流感病毒病原学检测主要由各地疾病预防控制中心开展。

　　5. 禽流感病毒能否人传人？

　　目前无证据表明该病毒具有持续人间传播能力。

　　6. 有没有可以预防禽流感的疫苗？季节性流感疫苗可以预防禽流感吗？

　　目前还没有可用于人接种的预防禽流感病毒感染的疫苗。

　　季节性流感疫苗并不能预防禽流感，但接种季节性流感疫苗有助于降低因患季节性流感而导致严重并发症及住院的可能性。

7. 人感染禽流感这么可怕，有特效药治疗么？

答案是肯定的，但是治疗要快。人禽流感是属于流感的一种，感染早期（一般推荐出现症状后 48 小时以内，当然越早越好）使用神经氨酸酶抑制剂，能取得较好的疗效。目前研究也发现，越早使用该抗病毒药物，存活的可能性越高。因此，当出现发热伴咳嗽或咽痛等症状时，应及早到医院就诊。

8. 那么如何预防人禽流感？

预防胜于治疗，尤其是病死率这么高的人禽流感。直接或间接接触受感染的活禽或暴露于被带毒禽类污染的环境（比如活禽市场）是人感染禽流感的最重要的危险因素。因此，预防人禽流感，我们应当：

①尽量避免圈养、接触、购买或屠宰活禽，养成正确的禽类消费模式。目前各地也陆续在推行"规模养殖、集中屠宰、冷链配送、

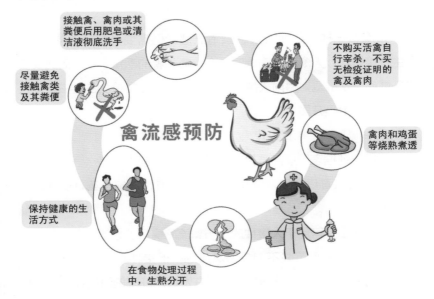

接触禽、禽肉或其粪便后用肥皂或清洁液彻底洗手

不购买活禽自行宰杀，不买无检疫证明的禽及禽肉

尽量避免接触禽类及其粪便

禽流感预防

禽肉和鸡蛋等烧熟煮透

保持健康的生活方式

在食物处理过程中，生熟分开

28

生鲜上市"，市民应逐渐从购买活禽转变为购买生鲜 / 冰鲜禽肉，不要购买无牌"走鬼档"的禽肉。

②勤洗手，尤其是在接触禽类后。

③不进食病死禽，禽肉、鸡蛋应充分煮熟后再食用。禽流感病毒普遍对热敏感，对低温抵抗力较强，65℃加热 30 分钟或煮沸（100℃）2 分钟以上可灭活，因此只要彻底煮熟就不用怕被感染。

（三）猩红热

中国疾病预防控制中心研究团队 2018 年在《柳叶刀·传染病》杂志上的研究结果显示，从 2011 年起，我国猩红热的发病数呈现持续上升。该研究结果也被各大媒体转载报道，随之引起了人们的关注。

1. 猩红热是什么？

猩红热是由 A 群 β 型溶血性链球菌感染引起的急性呼吸道传染病，临床特点为起病急，出现发热、咽峡炎、弥漫性皮疹，继而脱皮，部分会出现杨梅舌 / 草莓舌。已知的 A 群溶血性链球菌已超过 60 多个型别，这类病菌可产生一种外毒素叫红疹毒素，它就是引起皮疹的元凶。不同菌株所产生的红疹毒素的抗原性也不同，它们之间无交叉免疫力，故猩红热治愈后，如再感染另一型菌株可再致病。

2. 猩红热一般何时高发？是如何传播的？

猩红热一年四季均可发生，但以春季的 4—5 月、冬季的 11—12 月多见。

猩红热可通过呼吸道飞沫（比如说话、咳嗽、打喷嚏）传播，也可通过接触传播（如接触被污染的玩具）。

3. 哪些人容易感染猩红热？

发病年龄以 3～8 岁儿童为主。6 个月以内婴儿因从母体获得被动免疫力，故很少发病。由于易感人群较为集中，又是通过呼吸道途径传播，因此猩红热疫情多发生在托幼机构和小学。

4. 感染后有什么症状？

猩红热病情轻重可因机体反应性的差异而有所不同，但大部分表现为轻症。典型病人临床症状有以下四期：

①潜伏期：最短 1 天，最长 12 天，一般为 2～5 天，此期细菌在鼻咽部繁殖。

②前驱期：为 1 天左右，表现为突然畏寒，发热 38～40℃，头痛、恶心、呕吐、咽痛、扁桃体红肿，局部有灰尘白色点片状渗出物，颈部淋巴结肿大伴压痛。年龄小的婴幼儿起病时可发生惊厥或谵妄。

③出疹期：大多在发病 12～36 小时内出现皮疹，个别可延缓到 2 天以后。皮疹先见于颈部，24 小时内蔓及躯干及四肢，在皮肤充血的基础上，均匀分布针尖大小之红疹，有的呈鸡皮样突起。压之褪色，皮肤呈苍白压痕，数秒后恢复原状，这种现象医学上称为"贫血性皮肤划痕"。颜面特征：面部仅发红，但无点状疹，口周不红，也无疹，显得苍白，故称"口周苍白圈"，98% 病人有此体征。在肘窝、腋窝、腘

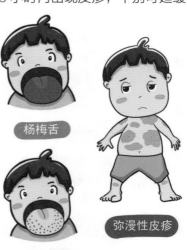

杨梅舌

弥漫性皮疹

草莓舌

窝、腹股沟等皱褶处，因皮肤受压引起暗红色条形出血疹，医学上称为"帕氏征"。口腔特征：此期咽部极度充血，皮疹出现后 3～4 天，舌苔脱落，露出生牛肉样舌面和红肿的舌刺，很像成熟的杨梅，医学上称为"杨梅舌"，一般 7 天左右消退，这一征象约半数以上病人可以见到。出疹初期呈现出草莓舌——舌苔一片白色，红肿的舌乳头突出于白苔之上。病情持续 2～3 天后，草莓舌变成杨梅舌——白苔开始脱落，舌面光滑呈肉红色，舌乳头仍突起。

④恢复期：发病的第一周末期开始出现皮肤脱屑，脱屑是猩红热特征性症状之一。皮疹旺盛者，则脱屑多（90% 病人有脱屑），面颈部为细屑，躯干四肢为小鳞片状，手掌足掌为大片状脱皮，通常 2～4 周脱完，无色素沉着，如能早期正确治疗，出疹轻，可无明显脱屑。

除上述典型症状外，还有其他特殊类型：

①轻型：全部病程中缺乏特征性症状。症状轻，皮疹稀少，往往在出现典型的皮疹脱屑或并发肾炎时，才取得回顾性诊断。这种类型的病人由于容易漏诊，得不到充分治疗或适当处理，续发肾炎的可能性反而较多。

②中毒型：临床为毒血症症状，起病急，高热、惊厥、呕吐、腹泻为常见症状，皮疹较重，有出血点，常伴有感染中毒性休克。

③脓毒血症型：除临床症状较重外，还伴有化脓性播散病灶，死亡率高。此型目前很少见到。

④外科型：其传播途径不是通过呼吸道，而是以外科的伤口侵入门户。一般病状较轻。多见于热天。

5. 怎么判断得了猩红热？

目前猩红热绝大多数是根据临床症状诊断为临床病例。确诊需要根据咽拭子或其他病灶的分泌物中分离出 A 群 β 型溶血性链球菌而定。

6. 如何治疗？

在发病早期就应规范治疗、及时隔离。为了防止并发症，须进行住院治疗或居家隔离，不要与其他儿童接触；其他人接触患者时要戴口罩。

抗菌素：首选特效药物为青霉素。用药后 90% 的病人 2～3 天退热，足量抗生素治疗 24 小时后，一般不再具有传染性，可视情况解除隔离，治疗需足量使用青霉素 10 天。

对症治疗：猩红热一般以低热为主，对于宝宝出现体温超过38.5℃及咽痛的，可服用对乙酰氨基酚或布洛芬进行退热及缓解疼痛。可食用流质或半流质的食物，比如牛奶、稀饭、蛋汤等，减缓吞咽引起的疼痛。出疹子期间，为避免宝宝抓破皮肤，家长要及时给宝宝剪短指甲。如疹子未破损，可涂抹炉甘石洗剂止痒。

中医治疗：以清热解毒为主。

注意口腔清洁：用温热的盐水给宝宝漱口，一日 3 次。小宝宝不会漱口，家长可用棉球蘸温热的盐水擦洗其口腔。

还是那句话，预防胜于治疗。

7. 目前尚无针对猩红热的疫苗，那要如何预防？

①通风和消毒。居民家中要经常开窗通风换气，每天不少于 3次，每次 15 分钟。若家中出现猩红热患儿，为减少其他家庭成员感染风险，患儿使用的食具应煮沸消毒；用过的手绢等要用开水煮烫。患儿痊愈后，要进行一次彻底消毒，玩具、家具要用肥皂水或来苏水擦洗一遍，不能擦洗的，可在户外暴晒 1～2 小时。

②加强学校卫生。在猩红热流行期间，托幼机构及小学要认真开展晨午检工作，发现可疑者应请其停课、就医和隔离治疗。患儿接触过的餐具要煮沸消毒，用具、桌椅等用来苏水擦拭消毒。室内勤通风换气，每日至少 3 次，每次 15 分钟；每日做好教室、文具、玩具

和餐具的清洁。

③减少到人群聚集的地方。疫情高发期间，学校、托幼机构应尽量减少大型聚会，家长也应该减少带孩子到人员密集的场所。

④及时就医。在高发季节，尤其是周围出现猩红热病人时，家长要密切关注孩子的身体状况，一旦发觉孩子出现发热或皮疹，应及时送往医院进行诊断和治疗。

二、肠道传染病

（一）霍乱

1. 约翰·斯诺（John Snow）的故事

今天故事的主人公是 19 世纪的一名麻醉科医生、流行病学家，他凭着一张地图驱除"瘟疫"。

1848 年，伦敦霍乱暴发。

"星期五晚上还健健康康的七个人，到了星期六早上都死了，人们整夜奔走寻医，好像整个地区都中毒了一样。"当时的主流观点分别是"瘴气论"和"空气传染论"，两种观点争论不休，但始终没有找到霍乱流行的原因。

麻醉医生约翰·斯诺注意到：最先发病的是一名从德国霍乱疫区回国的水手，很快感染霍乱后死亡，而在水手住过的公寓中，其后入住的房客也很快感染霍乱。约翰·斯诺经过调查后推断："霍乱是因为患者吞食了一种还没有辨别出来的介质引起的，或者因为直接接触了患者的排泄物，或者是饮用了被排泄物污染的水。"因此，他建议公众不要饮用被患者排泄物污染的水，或煮沸饮用水后再食用。

大众指南

1854 年，霍乱在伦敦再次暴发，而约翰·斯诺将目标锁定在水源上。他统计了两所水务公司客户中的霍乱发病率，发现由南华克和沃克斯豪尔自来水公司（Southwark & Vauxhall Waterworks Company，水源地在泰晤士河下游）供水的居民的发病率是朗伯斯水务公司（Lanbeth Water Company，水源地在泰晤士河上游）的 8.5 倍。同时，在伦敦的另外一个街区暴发了严重的霍乱疫情。约翰·斯诺分析发现，多数病例的住所都围绕在宽街（Broad Street）水泵附近，83 名死于霍乱的居民中，73 名的水源都是宽街上的水泵。结合其他证据，他得出饮用水传播疫情的结论，于是移掉了宽街水泵的把手，霍乱最终得到控制。

事后，约翰·斯诺绘制了一张疫情地图，标注病例的分布以及水井的位置，更加直观地揭示了污染的井水与霍乱疫情的关系。霍乱的流行也引发了欧洲在供水和排污系统的一场思想的革命，并影响了全世界。上述故事里面提到的霍乱是一种危害性极大的传染病，被认为是"19 世纪最令人害怕、最引人注目的世界病"，历史上引起 8

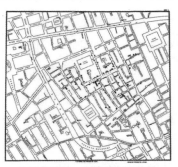

1854 年约翰·斯诺绘制的伦敦
霍乱病例地图

次全球的大流行，到目前为止，第 8 次流行仍在继续。

2. 如此可怕的疾病是由什么引起的？

霍乱是由 O1 血清型或 O139 血清群霍乱弧菌引起的急性胃肠道传染病。在世界范围内每年有 130 万～ 400 万例霍乱病例，其中有 2.1 万～ 14.3 万例死亡病例。它是《国际卫生检疫条例》规定国际检验的传染病之一，也是《中华人民共和国传染病防治法》规定的甲类传染病。霍乱流行具有季节性，但不同地区流行的季节略有差异，我国绝大多数地区的发病季节一般在 4—11 月，其中流行高峰多在 7—10 月。但是在华南地区包括热带和亚热带，季节性特征不明显，全年都可能出现不同程度的流行。

3. 霍乱发病后有什么症状？

一般在感染霍乱弧菌后 12 小时至 5 天时间才出现症状。儿童和成人都可以感染霍乱，多数病人感染了霍乱弧菌不会出现明显症状，但是部分患者如果不及时治疗可能在数小时内丧命。它的典型症状为无痛性腹泻，粪便多为水样便，腹泻时患者一般不会感觉到腹痛。腹泻持续几小时后，大便就变成了一种无味的白色液体，呈"米泔水样"。由于大量腹泻，患者会在短时间出现脱水、电解质平衡紊乱，严重者可迅速发展为循环衰竭，并导致死亡。

4. 霍乱是如何传播的？

霍乱的传染源主要是患者和带菌者。特别是已经发病的病人粪便中含有大量的霍乱弧菌，非常容易污染周围的环境。另外需要注意的是，如果部分轻症的病人不及时就诊，并且仍可自由活动，污染的范围可能更大。霍乱主要经水、食物及生活密切接触传播。

①经水传播：对于缺乏安全饮用水的地区，经水传播是最主要的传播途径。历次较大范围的流行或暴发多与水体被污染有关。

②经食物传播：受污染的食物在霍乱传播中的作用一般仅次于水。经食物传播与食物的制作、烹调及食用的方法有很大关系，例如在沿海地区因食用生食、半生食、盐腌生食等受污染食物而感染的情况较多；在内陆地区，以食品加工环节中生熟不分造成食品污染较为常见。

③经生活接触传播：因接触了霍乱病人或带菌者的排泄物如粪便或呕吐物，或者接触其他一些被霍乱弧菌污染的物品而造成感染。

5. 如何预防霍乱感染？

（1）控制传染源

这是预防传染病最有效的方式。霍乱传染性强，一旦发现感染者应按照甲类传染病隔离。直到停服抗菌药物后，连续2天粪便培养未检出霍乱弧菌者方可解除隔离。注意，不接受隔离治疗属于违反《中华人民共和国传染病防治法》的行为！另外病人和带菌者要配合疾病预防控制中心的工作人员做好流行病学调查、密切接触者的采样、家里疫点的消毒等工作，防止病原体扩散。与霍乱病人共同进餐或密切接触人员必须接受医学观察1周，如接触者是食品加工人员必须暂离工作岗位，直至两次粪便培养呈阴性。医学观察期间如有腹泻症状须立即报告当地疾病预防控制中心。密切接触者在采便检查后，在医生指导下，选择性服用抗菌药物进行预防。

（2）切断传播途径

预防霍乱最重要的是防止"病从口入"，应该注意以下几点：

①做好手部清洁，避免病从口入。饭前便后、照顾婴幼儿和病人及老人前后、准备和加工食物前，需用肥皂和清水认真洗手。

②保持饮用水清洁。饮用水需煮沸后饮用，不饮生水。

③生熟食品应该分开贮存。加工生熟食品时所用的刀具、砧板也应分开使用。

④彻底煮熟食物。霍乱弧菌在100℃下，1～2分钟便死亡。

⑤选择新鲜食品，生吃的瓜果蔬菜应该用流动水洗净后再食用。

⑥养成良好的个人卫生习惯，尽量减少在外就餐。外出就餐时，选择卫生条件好、具备卫生许可证的正规餐饮点进餐。

⑦注意环境卫生，消灭苍蝇、蟑螂，防止害虫携带致病菌污染食物和食具。

⑧护理霍乱病人或疑似病人后要用肥皂和流水洗手；病人污染的用具最好用含氯消毒剂如 84 消毒液等消毒。

（3）保护易感人群

保护可能被感染的人群，使之免于被感染，这也是传染病预防控制的重要组成部分。大家应该锻炼身体，提高抗病能力。另外，即将前往霍乱流行地区旅行和工作的相关人员，包括出国旅游者、出国劳务人员等，尤其是前往地区处于流行中或易流行的季节，建议提前 3 ～ 4 周口服霍乱疫苗，并关注我国出入境检验检疫部门、旅游部门向公众发布的国际旅行建议。

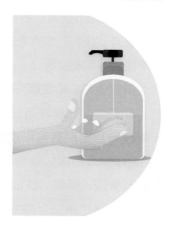

最后，将一个预防霍乱的口诀送给大家。

做到五要五不要

五要：	五不要：
饭前便后要洗手	生水未煮不要喝
买回海产要煮熟	无牌餐饮不光顾
隔餐食物要热透	变质食品不要吃
生熟食品要分开	暴饮暴食不可取
出现症状要就诊	未消毒（霍乱污染）物品不要碰

（二）诺如病毒

1968 年，美国的诺瓦克市暴发了一次急性胃肠炎疫情。当地的一名小学老师最先发病，后来波及了近 100 人。科学家在此次暴发疫情的患者粪便中发现一种直径约 27nm 的病毒颗粒，当时根据发现地点将病毒命名为诺瓦克样病毒。

此后，世界各地陆续自胃肠炎患者粪便中分离出多种形态与之相似但抗原性略异的病毒样颗粒，均以发现地点命名。直至 2002 年 8 月第八届国际病毒命名委员会批准将其命名为诺如病毒。1995 年，我国报道了首例诺如病毒感染，此后全国各地先后发生多起诺如病毒感染性腹泻暴发疫情。

诺如病毒感染性腹泻全年均可发生，10 月到次年 3 月是高发季节。每隔 2 ～ 3 年还可出现新变异株，由于人群普遍缺乏抵抗力，新毒株一旦出现就可以引起区域内甚至是全球范围的流行。例如 2012 年出现的诺如病毒悉尼株，最先在澳大利亚出现，随后迅速蔓延至美国、英国、法国、新西兰和日本等国家。2013 年登陆我国后，引起广州、上海等多个地区的诺如病毒感染性腹泻的暴发流行。目前诺如病毒已经成为引起感染性腹泻的最常见的病原体之一。

1. 什么是诺如病毒？

和流感病毒相似，诺如病毒可以被分为 7 个基因组（GI ～ GⅦ），其中 GI 、GⅡ、GⅣ三种基因组可感染人类，GⅡ和 GI 组是引起我国诺如病毒急性胃肠炎疫情的主要型别。超过 75% 的人类诺如病毒急性胃肠炎被证实为由 GⅡ组基因引起的。它的传播速度快，传染性强，18 个病毒颗粒就能使我们生病。它是全球急性胃肠炎散发病例和暴发疫情的主要致病原，有 6 亿左右的急性胃肠炎病

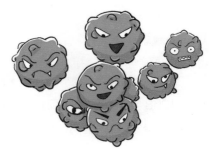

例由诺如病毒引起，占急性胃肠炎总病例的 20%，其中 5 岁以下儿童的病例约有 2 亿。在中国约有 15% 的腹泻都与诺如病毒有关，每年造成的全球经济损失高达 600 亿美元。人体感染诺如病毒后产生的免疫保护持续时间短，因此同一个人可重复感染同一毒株或不同型别的诺如病毒，目前还没有针对它的特异性疫苗。

2. 诺如病毒是如何传播的？

诺如病毒主要通过近距离接触病人及其排泄物，以及食用或饮用被污染的食品或水源传播。

①人传人：手接触被诺如病毒污染的物体或表面，然后将手指放入口中，或者通过摄入患者的粪便或呕吐物产生的气溶胶而感染诺如病毒。

②经食物传播：食用被诺如病毒污染的食物也会感染诺如病毒。污染可以出现在感染诺如病毒的餐饮从业人员备餐和供餐过程中；也可出现在食物生产、运输和分发过程中，例如被带有诺如病毒的人类排泄物或其他物质（如水等）所污染。而大家喜欢吃的生蚝、扇贝等贝壳类海产品和生食的蔬果类、沙拉等都是容易引起感染的常见食品。

③经水传播：饮用被诺如病毒污染的水源，如桶装水、井水等。

3. 发病后有什么症状？

人在接触诺如病毒后 12 ～ 48 小时就可以发病，感染诺如病毒后主要的症状为恶心、呕吐、腹痛和腹泻，部分病例可能出现发热。其中儿童患者以呕吐多见，成人患者以腹泻为多，粪便一般为水样便或稀水便，症状通常持续 2 ～ 3 天。

如果频繁呕吐或腹泻，可能导致脱水，引起严重的健康问题，尤其常见于幼小儿童、老年人和基础性疾病患者。脱水主要表现为少尿、口干、咽干、站立时感头晕目眩，在儿童中可表现为啼哭无泪或少泪、异常瞌睡或烦躁。

4. 如何治疗？

诺如病毒感染性腹泻属于自限性疾病，一般无需特殊治疗就可恢复。患者应补充足够的水分以预防脱水。轻度脱水时，运动饮料或其他饮品（不含咖啡因或酒精）可起到一定的补水效果，但不能补充重要的营养成分和矿物质，因此，在药店购买口服补水溶液是最有效的治疗方法。严重脱水时应及时住院输液治疗。

5. 如何预防？

做好个人卫生，保证饮食、饮水卫生才是预防诺如病毒感染性腹泻的最有效途径。

①勤洗手，防止病从口入。规范的洗手是避免接触感染最重要和有效的措施之一。饭前便后，照顾婴幼儿、病人及老人前后，准备和加工食物前，都应该用肥皂和清水认真洗手。洗手时应参照七步洗手法，冲洗时间不少于 20 秒。

②注意食品及饮用水卫生。诺如病毒可以抵抗高温，在 60℃ 左右仍然可以存活。对于生蚝、扇贝等双壳贝类食物应煮熟煮透后才可以进食。食用水果及蔬菜前应该充分地用水清洗干净。不要在无证的小食店用餐。饮用自来水、经过滤装置 / 净化装置处理的水等均需煮开，不要喝生水。

③居室内应保持空气流通，每天早、晚定时通风，每次不少于30 分钟；勤换、勤洗、勤晒衣服和被褥，保持房间的卫生清洁，清除苍蝇、蟑螂的孳生地。

④在诺如病毒感染性腹泻高发季节，应尽量避免到人群密集的公众场所，也不要四处触摸公共场所的表面。

⑤不要近距离接触患者（如与患者分享食物或共用餐具），或接

触 / 处理患者的呕吐物和粪便。发现有人在公共场所呕吐应及时告知保洁员处理。

⑥加强体育锻炼、保证睡眠、强健体质，增强对疾病的抵抗力。

6. 感染后怎么办？

①对于已经发病的成人及儿童应及时停工停课，直至症状消失后 72 小时方可复工 / 课，以免将疾病传染给其他同事 / 同学。

②患者的呕吐物、排泄物、使用过的餐具以及其他被污染的地方和物品应及时用含氯消毒剂清洗消毒。

③患病期间不宜为家人加工和准备食物，不能与家人共同进餐，应为其准备独立的餐饮用具。

7. 如何杀灭诺如病毒？

酒精对诺如病毒不起作用，对污染物品可选用含氯消毒剂（如 84 消毒剂、含氯消毒片等）、煮沸和紫外线杀菌灯等方式进行消毒。重点消毒对象包括病人排泄物、呕吐物及其容器、餐饮器具，以及病人经常接触的环境物体表面、室内地面、墙壁、家具表面、衣服、物品等。

跟大家分享一个故事：

一群年轻人去海边聚餐。生蚝、北极贝、花甲……

有人说："生蚝好像没熟？"

其他人说："没事，不干不净吃着没病！"

大家一起愉快地吃了晚餐

……

结果，一群人一起感染了诺如病毒。

最后，重要的事情说三遍：食物煮熟煮透！食物煮熟煮透！食物煮熟煮透！

（三）手足口病

欢迎大家来到 Dr.CDC 的科普课堂，最近大家谈得最多的话题就是开学了。顺利送"神兽"归笼，家长们才开心不久，又迎来了另一个"神兽"。它常去的地方就是托幼机构，最喜欢的就属 5 岁以下的婴幼儿和学龄前儿童，尤其是那些还穿着尿布的。不过它带来的可不是什么好消息，小朋友们遇见它后会吃不好也睡不香，还会在手上、脚上和嘴上长疱疹。宝妈宝爸们每次碰到它都是如临大敌。它就是专挑"小鲜肉"的手足口病，今天让我们一起来揭开它神秘的面纱吧！

1. 手足口病"成名史"

1957 年手足口病首次在新西兰报道，1958 年分离出病原体，1959 年科学家根据它的症状将其命名为"手足口病"。1972—1973 年、1986 年和 1999 年澳大利亚均发生过手足口病的流行。近 20 年来手足口病主要在亚洲国家流行，包括中国、马来西亚、日本、新加坡、越南、韩国、泰国、柬埔寨等。1997 年马来西亚发生了大规模手足口病流行，4—8 月共有 2628 人发病，仅 4—6 月就有 29 人死亡，死亡病例平均年龄 1.5 岁。

我国自 1981 年在上海始见本病，此后北京、山东、广东等十几个省市均有报道。2008 年 3—5 月，手足口病在安徽省阜阳市造成了 22 人死亡，同年 5 月我国将手足口病列入传染病防治法规定的丙类传染病进行管理。此后，我国每年报告病例数在百万例以上，成为全球手足口病报告发病、死亡最多的国家，给 5 岁及以下儿童生命健康带来严重威胁。

2. 手足口病的特点

手足口病是儿童常见传染病，传染性较强，发病人群以 5 岁及以下儿童为主，其中 1～2 岁儿童发病风险最高。手足口病主要由肠道病毒引起，引发手足口病的病毒多达 20 余种，其中以肠道病毒 71 型、柯萨奇 A16 和柯萨奇 A6 最为常见。该病全年都可能发病，每年 4—5 月份是流行的大高峰，部分地区（如广州）还会出现 9—10 月的秋季小高峰。

3. 它是怎么传播的？

接触患者的粪便、口鼻分泌物、皮肤或黏膜疱疹液，以及被病毒污染的各种物品例如毛巾、手绢、牙杯、玩具、餐具、奶瓶、床上用品等都有可能患上手足口病；同时，病毒还可通过呼吸道传播，抵抗力较弱的儿童接触了空气中患者或者病毒携带者的飞沫也有可能导致患病。患者发病后第一周的传染性最强。

4. 发病后有什么症状？

手足口病的症状以发热、咽痛、咽峡部黏膜出现疱疹为主，大多数患儿症状较轻，7 ～ 10 天后可痊愈，预后良好。

（1）皮疹

常发部位为手心、足心、臀部，典型皮疹为斑丘疹、丘疹、疱疹。皮疹周围有炎性红晕，疱疹内液体较少，不疼不痒，皮疹恢复时不结痂、不留疤。

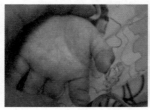 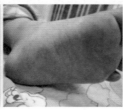 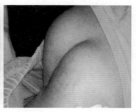

不典型皮疹通常小、厚、硬、少，有时可见瘀点、瘀斑。某些型别肠道病毒如 CV-A6 和 CV-A10 所致皮损严重，皮疹可表现为大疱样改变，伴疼痛及痒感，且不限于手、足、臀部等部位。

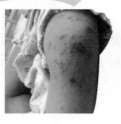 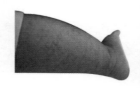 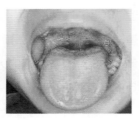

（2）口腔疱疹

初期为口腔疱疹，由于进食摩擦等原因可进一步发展为溃疡，多发于扁桃体周边、颊黏膜及硬腭等处，也可波及软腭、牙龈等部位。

（3）发热：部分病例伴有发热甚至高热

由于手足口病早期的发热、咳嗽、流涕等症状与感冒类似，很容易被忽视，所以家长们一定要格外细心，如果孩子发热哭闹、流口水、手脚掌心出现水泡，家长应引起重视，带孩子及时就医。

特别提示

少数患儿病情进展迅速，在发病1～5天左右会出现脑膜炎、脑炎、脑脊髓炎、肺水肿、循环障碍等严重并发症，甚至危及生命。如果患儿出现以下症状：体温高于39℃且常规退热效果不佳、持续高热不退、精神萎靡、呼吸增快（呼吸频率超过30～40次/分钟）、心率增快（＞160次/分钟）及肢体抖动、吸吮无力或站立（坐立）不稳，提示患儿可能发展为重症病例危重型！3岁以下病程3天以内的病例出现以上症状，家长们要尤其注意，应及时送往医院就诊。

5. 家长们如何识别是否重症？

掌握简单的"二摸""二看"法，可帮助家长们做好手足口病重症病例的早期识别。

"二摸"：摸患儿额头是否高烧，摸皮肤是否发冷。

"二看"：看患儿是否精神萎靡不振，看肢体是否颤抖抽搐。

如出现以上症状，有可能在短期内发展为重症病例，应立即送医院救治。

> **特别提醒**
>
> 大多数儿童会对感染过的肠道病毒血清型产生抗体，感染同一肠道病毒血清型而重复发病的概率较低。但由于多种肠道病毒血清型均可引起手足口病，且相互之间无交叉保护，因此同一儿童可能因感染不同肠道病毒血清型而多次发生手足口病。

6. 家长们要如何预防呢？

在疾病高发季节，家长要提高警惕，采取必要的预防措施，让孩子远离传染源。

①注意个人卫生。培养孩子形成良好的生活习惯，外出回家后、饭前便后要用肥皂或洗手液等给儿童洗手；看护人接触儿童前、替幼童更换尿布前、处理粪便后均要洗手，洗手时可以采用世界卫生组织推荐的"七步洗手法"。

②勤洗、勤晒、勤消毒。婴幼儿的尿布要及时清洗、暴晒或消毒；注意保持家庭环境卫生，居室要经常通风，勤晒衣被；奶瓶、奶嘴及儿童餐具使用前后应充分清洗、消毒；不要让儿童喝生水、吃生

冷食物。

③少凑热闹。流行期间尽量少去人群密集、空气不流通的公共场所；避免孩子与手足口病患者接触，如意外接触，一定要及时洗手，注意观察。

④及时就医。儿童出现发热、出疹等相关症状要及时到医疗机构就诊。

⑤接种疫苗。2016 年我国就研发上市了 EV71 疫苗（肠道病毒 71 型灭活疫苗），用于预防 EV71 感染所致的手足口病和疱疹性咽峡炎。6 月龄至 5 岁儿童推荐接种。对于 5 岁以上儿童和成人，多数已通过自然感染获得免疫，一般不再推荐接种 EV71 疫苗。如果孩子以前得过由 EV71 引起的手足口病，也无须再接种 EV71 疫苗。

三、虫媒传染病

（一）登革热

盛夏时节，高温＋雨水＝进入蒸桑拿模式。蚊虫也来凑热闹，每每趁你不注意的时候，一阵"强吻"，让人奇痒无比、寝食难安。轻则满身红包，重则传染病找上门，如登革热！

1. 什么是登革热？

登革热（dengue fever, DF）是由登革病毒引起，经伊蚊传播的急性传染病。以发热，皮疹，全身肌肉、骨关节疼痛，极度疲乏，淋巴结肿大，白细胞减少等为主要表现。

2. 登革热是怎样传播的？

登革热主要通过白纹伊蚊传播，但不是被所有的白纹伊蚊叮咬之后都会得登革热，被携带登革病毒的白纹伊蚊叮咬，才有一定的概率感染登革热。

3. 登革热会人传人吗？

登革热不会直接人传人，只有通过蚊子叮咬才有可能传播给其他人。

4. 感染之后，会出现哪些临床症状？

可能在被叮咬后的 3～15 天内出现下列症状：突发高热，发热可持续 3～7 天，并可能伴有头痛、眼眶痛、骨关节肌肉痛等疼痛症状，也可出现脸部、颈部、胸部及四肢的皮肤发红，貌似"酒醉状"，或出现皮疹、皮肤出血点、牙龈出血等表现，并伴有白细胞和血小板减少。严重的患者可能会出现休克甚至因此死亡。

5. 罪魁祸首长啥样？

最值得关注的就属白纹伊蚊（俗称"花斑蚊"）了。它的一生要经历四个阶段，分别是卵、幼虫、蛹和成虫。前三个阶段必须在水体中才能完成生长。也就是说，花斑蚊生长繁殖的根基在于水，没有水环境就不会有花斑蚊。

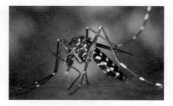

登革热的罪魁祸首——白纹伊蚊

没错，就是它，黑白相间的腿，吸血后饱满的肚子，细长尖锐的口器。平常不起眼的小蚊子，竟是传播登革热的大魔头！

6. 三招教你居家环境预防登革热

第一招　斩草除根——清积水

①对花瓶和水养植物应 3～5 天换水一次，换水时应仔细、彻底冲洗根须和容器内壁。

②避免使用花盆托盘，清理空调托盘、饮水机水盘积水，移走或盖好可贮水的容器，特别要注意天台花盆和闲置盆罐积水。

③对门前屋后的沟渠和楼房墚，每周疏通一次，排除积水，填平天台、地面的凹陷处。

④清理弃置的轮胎或对其进行打孔处理以免积水。

第二招　防患未然——装纱窗

家庭安装纱门、纱窗以阻止蚊虫长驱直入，睡觉时挂蚊帐以减少人蚊接触。

第三招　主动出击——驱蚊灭蚊

使用蚊香时，将蚊香放在通风处上风口；也可使用杀虫剂、电蚊拍等。

7. 外出旅行需要怎么做？

外出旅行，特别是去境外，如东南亚、中美洲、南美洲地区，应注意做好以下几点：

①尽量穿长袖衣服及长裤。

②外露的皮肤及衣服上应涂上蚊虫驱避药物、药水。

③避免在树荫、草丛或其他蚊子习惯栖息的阴暗处逗留过久。

④住宿最好选择在有空调、防蚊网、防蚊纱窗的房间。如果住宿地没有空调和防蚊纱窗，则应挂蚊帐并使用喷蚊剂或驱蚊药。

8. 怀疑感染了登革热，应该怎么办？

应立即到正规医疗机构就医，并主动告知医生旅行史和蚊媒叮咬史，以助于医生的诊断和治疗。

（二）出血热

老鼠出没之一，小心肾综合征出血热

俗话说：老鼠过街，人人喊打。

你以为老鼠如此讨人厌只是因为长得丑？

殊不知，丑陋的老鼠还是传播多种疾病的罪魁祸首，今天我们给大家介绍一种常见的传染病：肾综合征出血热。

可能现在你的内心有很多疑问，小白替你向医生都问清楚啦，快看：

小白：肾综合征出血热，这是一种得了会出血、会发热的疾病，对吗？

医生：你回答对了一半。这种疾病临床上以发热、休克、充血出血和急性肾衰竭为主要表现，在城市中出现的出血热病例，临床表现往往较轻而不典型，易被漏诊或误诊。

小白：这种病会人传人吗？

医生：不会直接人传人！主要是通过鼠类传播。

小白：老鼠怎么把病传给人呢？

医生：鼠类感染汉坦病毒后可通过尿液、粪便和唾液等长期持续性排毒。当携带汉坦病毒的老鼠闯入人类的生活环境，可通过接触、污染食物和水、气溶胶（例如清扫有老鼠活动的密闭房屋、仓库等，使病毒飘浮在空气中形成气溶胶）等途径感染人类，人类也可通过被老鼠咬伤或者被寄生于鼠类体表的螨类等寄生虫叮咬而

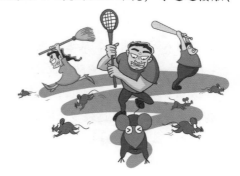

感染。

小白：天呐，所有老鼠都能传播吗？

医生：在我国，携带致病性汉坦病毒的老鼠主要为黑线姬鼠和褐家鼠。黑线姬鼠主要活动在野外，因而人类多在野外感染黑线姬鼠携带的病毒，感染人群多为在野外工作或活动的青壮年，发病集中在秋冬季。而褐家鼠主要在人类居住地周边或室内活动，因而人类多在家居环境中感染褐家鼠携带的病毒，感染人群可为各年龄段的人，发病高峰多集中在春夏季。除了这两种老鼠之外，其他几乎所有常见的老鼠也可携带汉坦病毒，但带毒率相对而言较低。

小白：老鼠太可怕了，下次看到老鼠我得躲远点。

医生：是的，科学防鼠灭鼠，是预防该病的关键！以下几点要注意：

①搞好室内卫生，堵塞鼠洞，安装纱窗纱门，防止老鼠入屋，做到无鼠患；

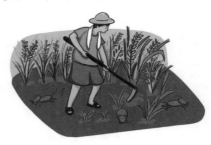

②注意食品卫生、食具消毒、食物保藏，防止鼠类排泄物污染食品、食具；

③如果室外周围环境卫生比较差，老鼠容易繁殖生存，则可放置捕鼠器，投放毒饵；

④出入鼠迹明显、鼠患较为严重的区域时，需特别注意个人防护；在室外活动时，注意防止被鼠咬伤；

⑤出现症状时及时求医，向医生详细说明自己是否接触过可疑动物，是否出入过鼠迹较多的区域。

小白：应该经常接触老鼠的人才有可能感染吧？

医生：每个人都可能感染流行性出血热相关病毒，但是否发病主要取决于人的生活工作习惯和动物的生活习性。一般而言，常在田间劳作的农民，经常野外作业的工人、军人，经常需要打扫仓库的人员，居住环境较差的建筑工人、拾荒者等感染的风险相对较高。

小白：如果怀疑自己感染了，应该怎么办？

医生：如果突然发病、高热，并伴有头痛、腰痛、眼眶痛、全身肌肉关节酸痛、困倦无力，恶心、呕吐、腰痛及腹泻等消化道症状，出现面部、颈部和胸部潮红（三红），瘀点和结膜充血等症状中之一项或多项者，应及时就医。如发病前1个月内有鼠类接触史或看见过老鼠、鼠排泄物，应主动告知医生。

（三）恙虫病

老鼠出没之二，别来无"恙"

据说老鼠成名后，鼠界各大电台纷纷争相采访，下面我们一起来听听采访内容：

记者：常听到近期在人类中流传的一句话：老鼠出没，别来无"恙"，可以帮我们解释一下吗？

老鼠：没问题！别来无"恙"这个词可不是久别重逢的客套话，此处的"恙"来源是寄居在我们身上的恙螨。

记者：愿闻其详。

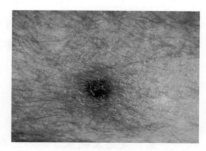

焦痂（图片来源：美国CDC官网）

老鼠：恙虫病（scrub typhus 或 tsutsugamushi disease），又名丛林斑疹伤寒，是由恙虫病东方体（也称恙虫病立克次体）所引起的急性传染性疾病。恙螨是恙虫病的传播媒介，可携带恙虫病东方体。

有一天，我们在田野里愉快地玩耍，几个农夫突然来到田野里劳作。携带恙虫病东方体的恙螨不喜欢人类擅闯我们的领地，发起进攻叮咬了农夫。农夫就这样得了恙虫病，过了 10 ～ 14 天开始出现症状。恙虫病一般突然发病，并表现出发热、特异性焦痂或溃疡、淋巴结肿大和皮疹等一系列症状。部分患者可器官衰竭而死亡，多发生于病程的第 2 ～ 3 周。

记者：那和老鼠又有什么关系呢？

老鼠：别急，我还没讲完。

恙螨一生经历卵、次卵、幼虫、若蛹、若虫、成蛹和成虫 7 个时期。其中，恙螨的幼虫孵出后，常活动于地面土壤、草丛中。由于恙螨幼虫需吸取人或动物的淋巴液或血液才能获取养分、完成发育，因而幼虫一旦遇到宿主动物或人时，即附着于其体表并叮咬和吸收其组织液。在叮咬动物 3 ～ 5 天后，吸饱的幼虫会落于地面继续发育直到成虫。在这个过程中，如果被叮咬的动物或者人类体内携带恙虫病东方体，则恙螨的幼虫将感染恙虫病东方体。感染的幼虫继续发育成成虫，而恙虫病东方体则经卵垂直传播到其子代幼虫，当子代幼虫恙螨再去叮咬人或动物时，则将感染被叮咬的人或动物。

一般恙螨一生中只在幼虫期叮咬宿主动物一次。恙螨幼虫多叮咬并寄生在宿主体表，尤其常在皮薄而湿润处，如鼠的耳窝、会阴部，鸟类的腹股沟、翼腋下，爬行类的鳞片下等。在人的体表常寄生在腰、腋窝、腹股沟、阴部等处。

恙虫病可在人类和多种动物间持续通过恙螨叮咬传播。各种动物中，老鼠是恙虫病东方体的主要传播宿主。由于老鼠被恙螨叮咬后可感染恙虫病东方体，且多无症状，病原体能在老鼠体内长期保存，因此传染期较长，所以鼠类是恙虫病东方体最重要的储存宿主。一旦恙螨叮咬携带恙虫病东方体的老鼠，幼虫发育后其子代再去叮咬人类，则可导致人类感染发病。

我国目前已在啮齿目的 18 种动物中发现恙虫病东方体的自然感染，如黄毛鼠、黑线姬鼠、黄胸鼠等；其次为食虫目动物，如臭鼩鼱、四川短尾鼩等。此外，兔、猪、猫和禽类等其他动物也能感染。

恙螨活动相对频繁的夏秋季是恙虫病的高发季节。其中，长江以南地区以 6—8 月为流行高峰，属于"夏季型"，宿主动物以黄毛鼠、黄胸鼠、褐家鼠和黑线姬鼠为主，主要媒介为地里纤恙螨；长江以北地区以 10—11 月为流行高峰，属于"秋季型"，宿主动物以黑线姬鼠、社鼠和褐家鼠为主，主要媒介为小盾纤恙螨；此外，福建省在 1—2 月也曾出现流行高峰，以小盾纤恙螨为主要媒介生物。

记者：恙虫病有疫苗可以预防吗？

老鼠：目前还没有针对恙虫病的疫苗。人对恙虫病东方体普遍易感，一旦感染后可获得较稳固的免疫力。所以，生活在恙虫病流行地区的居民（一般是生活在老鼠活动较多的农村或城乡结合部的居民）往往因感染而获得免疫，而一旦有外来人群进入疫区（有较多老鼠携带恙虫病东方体的区域），常易发生流行。

记者：什么样的人发生恙虫病的风险较高？

老鼠：常在河边走哪有不湿鞋？肯定是经常在野外或者草丛活动的人感染的风险相对较高！比如常在田间劳作的农民，需要野外作业的伐木工人、筑路工人、地质勘探人员等，野外训练部队和野外旅游者，每日在公园草坪或绿化带活动的老年人、儿童、绿化维护人员或保洁人员等受恙螨侵袭机会较多，容易发生感染。

记者：人类有什么方法预防恙虫病？

老鼠：聪明的人类做出了一系列措施，包括：

①在常年有恙虫病病例出现的地区，持续开展爱国卫生运动，号召居民和各单位经常清除居住地、作业场所及道路两侧的杂草、填平坑洼，以增加日照，降低湿度，使之不适于恙螨的生长繁殖。

②积极做好环境治理和防鼠灭鼠，控制鼠密度。

③倡导居民做好个人防护。铲除居家周边的杂草和灌木，要求人们避免在此类环境中坐卧休息或晾晒衣被。如需进入此类地区，如农村的野外和农田，或城市公园绿化中的草丛等区域，要求注意做好个人防护，包括穿长衣长袖，并扎紧袖口、裤管口，将衬衣扎入裤腰内，以避免恙螨的附着叮咬。

④夏季则在暴露的皮肤和裤脚、领口或袖口上喷涂含邻苯二甲酸二甲酯或避蚊胺等成分的驱避剂进行防护，如驱蚊灵、蚊不叮等。野外作业后，及时拍打衣物，抖落附着的恙螨；洗澡时，重点擦洗腋窝、腰部、会阴等皮肤柔软部位，减少被恙螨叮咬附着的机会。

⑤城市中的老年人和婴幼儿由于常在公园草坪和绿化带活动，感染风险较高。所以对于老年人和婴幼儿应加强健康教育，注意清洁卫生，在恙虫病的高发季节应尽量避免到草地等易于螨虫孳生的地方玩耍。

⑥有恙螨叮咬史或野外活动史的人，一旦出现恙虫病的疑似症状或体征，应及早就医，并告知医生其野外活动史和叮咬史。

（四）钩端螺旋体病

老鼠出没之三，小心钩端螺旋体

臭名昭著的老鼠惹的祸还真不少，这不，又来了一位：钩端螺旋体。

1. 钩端螺旋体病简介

姓名：钩端螺旋体病（leptospirosis），简称钩体病，俗称"打谷黄""稻瘟病"。

地位：《中华人民共和国传染病防治法》中规定报告的乙类传染病之一。

爱好：喜欢毛茸茸的小动物。鼠类及猪是主要传染源，也可感染狗、猫等。当然，还喜欢人类。

针对性别：人群普遍易感，无性别差别。

针对人群：从事水田劳动、农副业生产和家庭劳动的农村青壮年；在发生洪涝灾害时、在江河池塘游泳时、从事水上运动项目时，如果接触经鼠类和家畜污染的水均可能感染。

活跃时段：农忙季节。

2. 感染症状

三症状（即寒热、酸痛、全身乏力）和三体征（即眼红、腿痛、淋巴结肿大）。

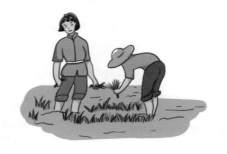

潜伏期一般为 7 ～ 15 天，早期（起病后 1 ～ 3 天）通常表现为"感冒样"症状，继而出现畏寒、发热、头痛、乏力、眼结膜充血、浅表淋巴结肿大、全身肌肉疼痛，特别是腓肠肌疼痛和触痛，有的病例还会出现呕吐、腹泻等胃肠道症状。部分患者早期得到有效抗生素治疗后即可痊愈。

部分病例发展到中期（起病后 3 ～ 14 天），出现不同程度的器官损害。大部分病例经过两周后进入恢复期并很快恢复健康，黄疸出血型患者恢复期较长，可达 3 个月或更久。另有少数患者会出现不同程度后发症，在急性期退热后 6 个月内（个别可长达 9 个月）再次出现一些症状或器官损害表现。常见的后发症有后发热、眼后发症、变态反应脑膜炎等。

3. 感染特点

钩端螺旋体通过健康或破损皮肤和黏膜，特别是破损皮肤，侵入体内，使人受感染。钩端螺旋体病只需数秒即可进入血液，比正常皮肤感染率高 10 倍。

① 间接接触。间接接触指人在生产劳动和生产活动中，接触被各种带菌动物尿液污染的水体、土壤、植被等环境而感染钩端螺旋体病的传播方式。常见的间接接触方式包括：参加水田劳动、开垦荒塘荒地、积肥、收集猪饲料（水浮莲等）时接触被鼠类和家畜尿所污染的水体和潮湿的泥土；参加农副业生产和家庭劳动，如洗衣、洗菜、放牧、捕鱼、摸虾等时接触疫水；洪水泛滥时，家畜排泄物、家畜饲养场污物、鼠类栖息地及其排泄物被洪水淹没和冲刷，造成大面积污染，广大群众和救灾人员接触疫水感染；在江河、池塘河水库中游泳，或者从事各种水上运动时，接触疫水感染。

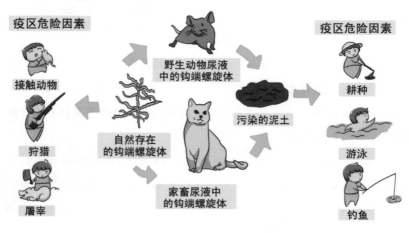

②直接接触。直接接触是指接触带菌动物及其体液后，病原体直接感染人体。常见的直接接触方式包括在饲养家畜过程中打扫和清洗饲养场所接触畜尿；在屠宰、加工、运送家畜及其肉类过程中接触病原体；被鼠或狗咬伤感染；经牛奶传播或通过哺乳传播；性交感染；实验室接触感染等。

4. 防护要点

①使用胶鞋等防护用品：农民、屠宰人员、养殖人员、下水道工作人员等钩体病发病率较高的职业人群，从事职业活动时要采取防护措施。下水作业应采取穿胶鞋、预防服药等个人防护措施。

②在钩体病流行季节，对于必须接触水体的人员，要采取提前15日接种钩端螺旋体疫苗、预防服药等个人防护措施。

③普通人群应注意个人防护，包括尽量避免接触疫水，不去可疑的疫水中游泳，不让小孩到稻田中玩耍，避免赤脚进入猪圈内等。

发生洪涝灾害时，群众要积极接受健康教育，积极参与爱国卫生运动，协助政府在野外和室内开展灭鼠工作，对于新鲜的猪、牛粪尿要用集中堆肥法处理，与疫水直接接触的人员，要进行预防服药。

5. 接种疫苗

钩端螺旋体疫苗的接种对象应为流行区内有可能接触疫水或饲养动物的 7～60 岁的易感人群。钩端螺旋体疫苗全程需接种两次，两针间隔 7～10 天。疫苗预防接种 10～14 天后，体内才能产生有效的保护性抗体，接种一个月抗体水平上升达高峰。所以钩端螺旋体疫苗接种时间为流行季节到来之前，通常在每年 4—5 月接种，且要坚持全程接种，才有较好的预防效果。

第三章

新发突发传染病

新发传染病（emerging infectioius disease，EID），是指在过去20年内在人群中的发病率有所增加或者在将来有可能增加的感染性疾病或病原微生物出现耐药而导致流行传播的疾病。它包含两类疾病：

①新发的传染病，指由新种或新型病原微生物或重组、耐药病原引发的传染病；

②重新发生的传染病，指一些原已得到基本控制、已不构成公共卫生问题，但近年来因某些原因又重新流行的传染病或某一区域输入以往未曾发生的传染病。

世界卫生组织发布的6次最高等级的警报（国际关注的公共卫生紧急事件声明）基本都与新发传染病有关。

拓展资料

国际关注的公共卫生紧急事件（Public Health Emergency of International Concern，PHEIC）指的是"通过疾病的国际传播构成对其他国家的公共卫生风险，以及可能需要采取协调一致的国际应对措施的不同寻常事件"；该事件状态在"情况严重、突然、不寻常或意外""公共卫生影响超出了受影响国家的边界""可能需要立即采取国际行动"时启用。

这是世卫组织发布的最高等级的警报，历史上这个警报曾拉响过 6 次，分别是 2009 年 H1N1 流感大流行、2014 年脊髓灰质炎疫情、2014 年西非埃博拉疫情、2015 年至 2016 年寨卡病毒疫情、2018 年至 2019 年刚果埃博拉疫情、2020 年新型冠状病毒感染的肺炎疫情。

本章将对寨卡病毒病、中东呼吸综合征、埃博拉出血热、新型冠状病毒感染的肺炎的传染源、传播途径、临床症状开展论述，并提出相关的预防要点和指引。前三类传染病的既往 / 目前流行国家和地区及主要预防措施如表 3-1 所示。

表 3-1　既往 / 目前流行国家和地区传染病风险提示

疾病风险提示	既往 / 目前流行国家和地区	主要预防措施
寨卡病毒病	拉丁美洲及加勒比地区	防止蚊虫叮咬
	非洲	
	东南亚	
	太平洋岛国	
中东呼吸综合征	中东地区	避免接触病例和动物及其制品（骆驼、蝙蝠等）
	韩国	
埃博拉出血热	刚果（金）	避免接触病例和动物及其制品（灵长类、蝙蝠等）
	西非地区	
	中非地区	

一、中东呼吸综合征（MERS）

中东呼吸综合征是一种由新型冠状病毒（MERS-CoV）引起的急性呼吸道疾病。

1. 传染源

中东呼吸综合征的传染源包括病例、中东呼吸综合征冠状病毒（MERS-CoV）携带者和受感染的动物，如骆驼、蝙蝠等。中东单峰骆驼可能为人感染中东呼吸综合征冠状病毒 MERS-CoV 的重要来源。

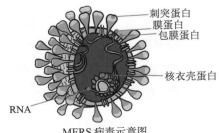

MERS 病毒示意图

2. 传播途径

MERS 作为一种新发疾病，其病毒 MERS-CoV 的确切来源和向人类传播的准确模型尚不清楚。从现有的资料看，单峰骆驼可能为 MERS-CoV 的中间宿主。人可能通过接触含有病毒的单峰骆驼的分泌物、排泄物（尿、便）、未煮熟的乳制品或肉而感染。而人际主要通过飞沫经呼吸道传播，也可通过密切接触患者的分泌物或排泄物而传播，但持续的人际传播能力有限。

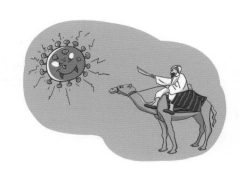

单峰骆驼可能是 MERS-CoV 的中间宿主

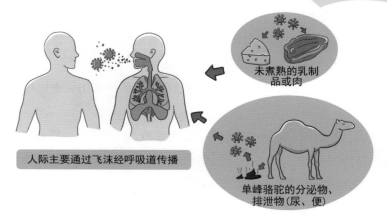

未煮熟的乳制品或肉

人际主要通过飞沫经呼吸道传播

单峰骆驼的分泌物、排泄物（尿、便）

3. 易感人群

目前报告的 MERS 病例年龄分布广泛，无特定年龄段。

4. 临床症状及危害

MERS 的潜伏期为 2～14 天。

早期主要表现为发热、畏寒、乏力、头痛、肌痛等，随后出现咳嗽、胸痛、呼吸困难，部分病例还可出现呕吐、腹痛、腹泻等症状。重症病例多在一周内进展为重症肺炎，可发生急性呼吸窘迫综合征、急性肾功能衰竭，甚至多脏器功能衰竭。

年龄大于 65 岁，肥胖，患有其他疾病（如肺部疾病、心脏病、肾病、糖尿病、免疫功能缺陷等），是疾病发展为重症的高危因素。

部分病例可无临床症状或仅表现为轻微的呼吸道症状，无发热、腹泻和肺炎。

目前尚无疫苗和特效治疗药物。

5. 预防措施

①在中东地区旅行、生活、工作时，尽量避免与急性呼吸道感染病人密切接触；尽量避免接触骆驼、蝙蝠等动物及其排泄物；随身

准备一次性防护口罩，必要时佩戴。

②注意饮食卫生，避免食用骆驼奶等动物产品，不食用未煮熟的动物肉类或产品。

③咳嗽或打喷嚏时用纸巾遮住口鼻，用后将纸巾丢进垃圾桶并洗手。

④注意休息，避免过度劳累；合理营养，适当运动，提高自身免疫力。

⑤保持室内通风，避免在人群密集的场所长时间逗留。

⑥旅行中如果出现发热、咳嗽和气促症状，应当立即就医，避免与其他人员密切接触，近距离接触时应佩戴口罩。

⑦中东呼吸综合征流行时，应尽量避免前往中东地区等中东呼吸综合征流行地区。

⑧接触来自中东地区的急性发热、肺炎病例时应做好个人防护，若出现发热、肺炎症状，应及时就医，并主动告知医生有类似病例的接触史。

⑨从中东地区归国的人员入境时如有发热等不适症状，及时向海关主动申报，配合海关进行排查。

⑩从中东地区回国后 14 天内出现发热等不适症状尽快就医，并主动告知医生旅行史，以便早诊断、早治疗、早隔离。

二、新型冠状病毒感染的肺炎（COVID-19）

2020 年初，一场突如其来的疫情，给我国长江中下游一座美丽的江城笼罩了一层阴霾。短短的时间内，阴霾四处扩散，武汉告急，湖北告急，全国告急！刹那间，英雄的人民挺立，英雄的赞歌响起，

14亿人与时间赛跑，展开了一场轰轰烈烈的全民抗疫阻击战。经过全国人民的共同努力，我国疫情逐渐好转，然而，这并不是终结，世界各地疫情仍在继续蔓延，我们仍然要保持着昂扬的斗志——新冠病毒，我们无惧！

1. 查找真凶——新型冠状病毒

新型冠状病毒肺炎作为一种新发急性呼吸道传染病，来势汹汹，传播广泛。疫情发生初期，人们对它知之甚少，一度陷入了焦虑和恐慌。随着对该病临床表现、病理认识的深入和诊疗经验的积累，我们战胜疾病的信心越来越强。下面让我们一起来认识引起疫情大规模暴发的元凶——新型冠状病毒。

新型冠状病毒之所以称为"新"，是因为它是一种以前从未在人类中发现的冠状病毒。冠状病毒是一个庞大的病毒家族，目前已知感染人类的家族成员有6名（HCoV-229E、HCoV-OC43、SARS-CoV、HCoV-NL63、HCoV-HKUI和MERS-CoV），其中为人熟知的，有如2003年造成我国"非典"疫情的SARS病毒以及2015年造成韩国中东呼吸综合征流行的MERS病毒。

新型冠状病毒和SARS病毒同属于β属冠状病毒，有包膜、颗粒呈圆形或椭圆形，常为多形性，电子显微镜下看起来就像一顶王冠。研究人员对新型冠状病毒基因序列进行比对，结果显示，该病毒与蝙蝠SARS样冠状病毒同源性达85%以上，国际病毒分类学委员会冠状病毒研究小组将其正式命名为SARS-CoV-2，物种为SARS相关冠

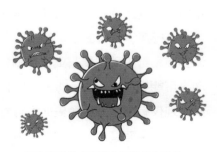

冠状病毒的表面都有冠状凸起结构

状病毒。它的理化特性是对紫外线和热敏感，56℃加热 30 分钟、乙醚、75%乙醇（俗称医用酒精）、含氯消毒剂（如 84 消毒液）、过氧乙酸和氯仿等脂溶剂均可有效杀灭病毒。

2. 新型冠状病毒肺炎是怎样传播的？

从之前的章节我们已经了解到，传染病的传播流行必须同时具备三个基本环节——传染源、传播途径和易感人群。通俗地来说，传染源就是携带并能散播病原体的人或者动物。传染源把病毒扩散出去，一定有它的方式，也就是我们说的传播途径，就像种子传播要通过各种各样的传播方式一样。一旦遇上一片合适的土壤（即易感人群），病毒就开始安营扎寨，迅速繁殖。

（1）传染源

在新型冠状病毒肺炎的流行过程中，传染源主要包括患者、无症状感染者、病原携带者以及感染的动物。病毒学研究发现，蝙蝠可携带大量冠状病毒。中华菊头蝠中分离的一株冠状病毒在全基因水平上与新型冠状病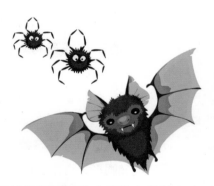毒同源性高达 96.2%，提示蝙蝠可能是新型冠状病毒的自然储存宿主。流行病学资料显示，首批新型冠状病毒肺炎患者大多有武汉某海鲜市场野生动物暴露史，推测竹鼠、獾、狸、蛇、穿山甲等野生动物可能是新型冠状病毒的中间宿主，成为最初的传染源。随后陆续发现仅有与患者接触史而没有野生动物暴露史的感染者，说明此后的疫情主要是由人际传播扩散，患者、无症状感染者成为主要传

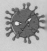

染源。

（2）传播途径

新型冠状病毒肺炎是一种呼吸系统传染病，呼吸道和眼结膜是病毒的主要入侵途径。目前已知的新型冠状病毒的传播途径有：

①主要的传播途径：飞沫传播和密切接触传播。患者通过咳嗽、打喷嚏、说话等产生的飞沫进入易感者黏膜表面；患者产生的飞沫沉积在物品表面，易感者接触并污染手部后，再用手接触口、鼻或眼睛等部位，导致感染。

②可能的传播途径：在相对封闭的环境中，如果长时间暴露于高浓度气溶胶中就存在经气溶胶传播的可能，如医疗场所。由于在粪便及尿中可分离出新型冠状病毒，也应注意粪便及尿对环境污染而造成气溶胶或接触传播。

（3）易感人群

由于新型冠状病毒是新出现的病原体，人群普遍没有特异性免疫力，因而各类人群均普遍易感。流行病学资料显示，老年人及有基础疾病者感染后病情较重。

【传播案例】

A 从武汉过来探望在广州工作的儿子 B，抵穗后一直与 B 同住。五天过去了，A 和 B 先后出现了发热、干咳症状，收治入院后均确诊为新冠肺炎。这时我们能比较清晰地判断出谁是传染源，显而易见是 A，他从重点疫区武汉过来，发病后 B 也发病，由于 A 一直和 B 生活在同一个屋子里，病毒可能通过呼吸道飞沫和密切接触直接传染给 B。

本以为病例到此结束，两天后同栋楼的住户 C 却出现了类似症状，在之后也被确诊。经过病例的溯源调查发现，A 与 C 虽然没有正面的接触，但两人每天都会乘电梯上下楼。通过调取电梯录像发现，一日傍晚，A 吃过晚饭乘电梯下楼散步，他进入电梯后先是毫无遮挡地打了个喷嚏，随后用手擤了鼻涕直接按了电梯按钮。在 A 出电梯的一分钟后，C 没有戴口罩进入了电梯，用手按了电梯按钮，出电梯时还用手揉了揉眼睛，这个时候可能就产生了接触传播。人是聚集性动物，在接下来的社会群体活动中，B 和 C 又可能成为下一个传染源，通过各种传播途径导致疾病的扩散。

3. 感染新型冠状病毒会出现什么症状？

基于目前的流行病学调查，该病毒潜伏期为 1～14 天，多为 3～7 天，潜伏期具有传染性。症状上主要表现为发热、干咳、乏力。少数患者伴有鼻塞、流涕、咽痛、肌痛和腹泻等症状。重症患者多在发病一周后出现呼吸困难和／或低氧血症，严重者可快速进展为急性呼吸窘迫综合征、脓毒症休克、难以纠正的代谢性酸中毒和出凝血功能障碍及多器官功能衰竭等。值得注意的是，重症、危重型患者可表现为中低热，甚至无明显发热。

部分儿童及新生儿病例症状可不典型，表现为呕吐、腹泻等消化道症状或仅表现为精神弱、呼吸急促。

轻型患者仅表现为低热、轻微乏力等，无肺炎表现。这和流感病毒等其他病毒引起的呼吸道感染症状在某种程度上会有些相似，需要通过结合流行病学史和实验室检查综合诊断。

基于目前的观察，存在部分无症状感染者，即无临床症状、呼吸道等标本中新型冠状病毒病原学检测阳性者。无症状感染者隐蔽性强，可能是新冠病毒的潜在传染源。

4. 如何早期识别症状，尽早就医？

①如果有确诊病例或可疑病例接触史，或疫区活动史，一旦出现发热、呼吸道症状时应当立即就医。

②既往健康，且无明确病例接触史或疫区活动史，当出现发热、呼吸道感染、急性消化道等症状，在对原有症状对症治疗后仍然不能缓解或呈进行性加重，或出现其他可疑症状如呼吸困难、腹泻等，或其他家庭成员也出现新型冠状病毒感染的可疑症状时，应及时就医。

③有糖尿病、免疫功能缺陷、肝肾功能不全、心脑血管疾病等基础性疾病，或是老年人和孕妇等新冠病毒感染重症高危人群，出现可疑症状后也应当及时就医。

5. 如何鉴别自己是否为密切接触者？

根据国务院应对新型冠状病毒肺炎疫情联防控机制综合组于2020年9月15日发布的《新型冠状病毒肺炎防控方案（第七版）》，新型冠状病毒密切接触者指从疑似病例和确诊病例症状出现前2天开始，或无症状感染者标本采样前2天开始，未采取有效防护与其有近距离接触的人员，具体接触情形如下：

①同一房间共同生活的家庭成员；

②直接照顾者或提供诊疗、护理服务者；

③在同一空间内实施可能会产生气溶胶诊疗活动的医护人员；

④在办公室、车间、班组、电梯、食堂、教室等同一场所有近距离接触的人员；

⑤密闭环境下共餐、共同娱乐以及提供餐饮和娱乐服务的人员；

⑥探视病例的医护人员、家属或其他有近距离接触的人员；

⑦乘坐同一交通工具并有近距离接触（1米内）人员，包括交通工具上照料护理人员、同行人员（家人、同事、朋友等）；

⑧暴露于可能被病例或无症状感染者污染环境的人员；

⑨现场调查人员评估认为其他符合密切接触者判定标准的人员。

不同交通工具密切接触者的具体判定原则：

①飞机。一般情况下，与病例座位的同排和前后各三排座位的全部旅客以及在上述区域内提供客舱服务的乘务人员作为密切接触者。其他同航班乘客作为一般接触者。

②铁路列车。全封闭空调列车，病例所在硬座、硬卧车厢或软卧同包厢的全部乘客和乘务人员。非全封闭的普通列车，病例同间软卧包厢内，或同节硬座（硬卧）车厢内同格及前后邻格的旅客，以及为该区域服务的乘务人员。

③汽车。全密封空调客车，与病例同乘一辆汽车的所有人员。通风的普通客车，与病例同车前后三排座位的乘客和驾乘人员。

④轮船。与病例同一舱室内的全部人员和为该舱室提供服务的乘务人员。

6. 在疫情防控过程中，我们应当怎么做？

公民若从疾病流行地区返回，应当及时向所在地社区或村委会进行登记，根据属地相关规定进行医学观察。

应主动进行健康监测，如果有确诊病例或可疑病例接触史，或疫区活动史，一旦出现发热、呼吸道等不适症状时应主动上报，及时就诊。

公民应积极配合政府相关部门开展流行病学调查、隔离、消毒等卫生应急处置工作。

周围出现疑似症状患者或多例症状相似的传染病患者时，应及时向当地医疗卫生机构报告。

从官方渠道正确了解疫情信息，不信谣、不传谣，科学理性应对。

积极主动做好个人防护，保持良好卫生和健康习惯。

不食用野生动物，不吃病死禽畜，食物要煮熟煮透。

7. 日常生活中，我们应该如何做好个人防护？

①尽量减少外出活动，尤其是去疾病正在流行的地区或人员密集的公共场所。

②注意做好个人防护和保持手部卫生：

● 建议外出佩戴口罩。外出前往公共场所、乘坐公共交通工具、前往非发热门诊就医时，建议佩戴一次性使用医用口罩；如果前往发热门诊就医，建议佩戴医用外科口罩。

● 勤洗手，保持手部卫生。减少用手触碰公共场所的公用物品；外出返回、触碰公共物品后、饭前便后、咳嗽手捂之后，建议参照七步洗手法及时清洗双手。

③主动进行健康监测，及时就医。主动做好个人与家庭成员的健康监测，若出现可疑症状时，应戴好口罩，及时就近就医。

④保持良好卫生和健康习惯。

● 居室勤开窗通风。根据具体天气情况，每天通风 2～3 次，每次至少 30 分钟。

● 家庭成员不共用毛巾，保持家居、餐具清洁，勤晒衣被。家庭成员间用餐使用公筷，条件允许的情况下，建议分餐制。

● 注意咳嗽、打喷嚏礼仪。咳嗽或打喷嚏时，正确的做法是"用手帕、纸巾或手肘衣物遮住口鼻"。

● 不随地吐痰，口鼻分泌物用纸巾包好，弃置于有盖的垃圾桶内。

● 注意营养，适度运动。

● 不接触、购买和食用野生动物；尽量避免前往售卖活体动物（禽类、海产品、野生动物等）的市场。

8. 如何选择口罩？

口罩家族款式多，在新型冠状病毒肺炎流行期间，选择一款既能起到防护作用又不至于过度防护的合适口罩十分重要。请参照表3-2 中的指引正确选择口罩。

表 3-2　不同人群选用口罩指引

○推荐使用　　√选择使用

人群及场景		可不戴或戴普通口罩	一次性使用医用口罩（YY/T0969）	医用外科口罩（YY0469）	颗粒物防护口罩（GB2626）	医用防护口罩（GB19083）	防护面具加 P100 滤棉
低风险	居家活动、散居居民	○					
	户外活动者	○					
	通风良好场所的工作者、儿童和学生等	○					
较低风险	在人员密集场所滞留的公众		○				
	人员相对聚集的室内工作环境		○				
	前往医疗机构就诊的公众		○				
	集中学习和活动的托幼机构儿童、在校学生等		○				

续表

人群及场景		可不戴或戴普通口罩	一次性使用医用口罩（YY/T0969）	医用外科口罩（YY 0469）	颗粒物防护口罩（GB 2626）	医用防护口罩（GB 19083）	防护面具加 P100 滤棉
中等风险	普通门诊、病房工作医护人员等		√	○			
	人员密集区的工作人员		√	○			
	从事与疫情相关的行政管理、警察、保安、快递等从业人员		√	○			
	居家隔离与其共同生活人员		√	○			
较高风险	急诊工作医护人员				○		
	对密切接触人员开展流行病学调查人员				○		
	对疫情相关样本进行检测人员				○		
高风险	疫区发热门诊				√	○	√
	隔离病房医护人员				√	○	√
	插管、切开等高危医护工作者					○	○
	隔离区服务人员（清洁、尸体处置等）				○	√	
	对确诊、疑似现场流行病学调查人员				√	○	

来源：国家卫健委网站

大众指南

9. 如何正确佩戴和摘下口罩？

（1）正确佩戴口罩的方式

①先用口罩抵住下巴然后再戴上口罩。

②按压鼻夹，让鼻夹的形状和鼻梁贴合。

③检查密封性。

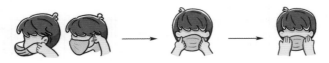

佩戴口罩

（2）正确摘口罩的方式

口罩外侧属于污染区，摘口罩的时候不要用手从正面一把抓下，正确的摘取方式是从两边捏着耳绳轻轻摘下，摘口罩后一定要记住清洗双手。

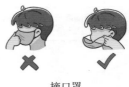

摘口罩

建议有条件时可 4 小时更换一次，如口罩变湿或沾到分泌物也要及时更换。

10. 如何正确洗手？

正确洗手是预防经呼吸道感染和消化道感染最有效的措施之一。新型冠状病毒可以通过手部接触，再经揉眼睛、抠鼻、摸嘴巴等行为造成感染，所以勤洗手比戴口罩更为重要。

正确的洗手方式为：

第一步，内。打开水龙头，用流水将双手充分淋湿，涂抹洗手液（肥皂），掌心相对，手指并拢，相互揉搓，搓出泡沫。

第二步，外。手心对手背沿指缝相互揉搓，双手交换进行。

第三步，夹。掌心相对，双手交叉沿指缝相互揉搓。

第四步，弓。弯曲各手指关节，半握拳把指背放在另一手掌心旋转揉搓，交换双手进行。

第五步，大。一手握住另一只手的大拇指旋转揉搓，双手交换进行。

第六步，立。将五个手指尖并拢在另一手掌心旋转揉搓，双手交换进行。

第七步，腕。一手揉搓另一只手的手腕、手臂，直到手肘部，双手交换进行。

整个揉搓时间不少于 20 秒（相当于默唱两遍生日快乐歌）。洗手完毕，在流水下彻底冲洗干净双手，用清水将水龙头冲洗干净后关闭水龙头。

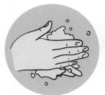

1. 双手掌心对掌心，手指并拢相互揉搓

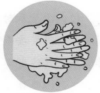

2. 掌心对手背手指交错相互揉搓，然后两手交替

3. 双手掌心对掌心，手指交叉相互揉搓

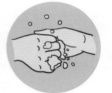

4. 双手互握，揉搓手背，然后两手交替

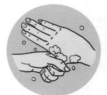

5. 拇指在另一手掌中转动揉搓，然后两手交替

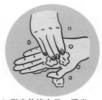

6. 指尖并拢在另一手掌中搓擦，然后两手交替

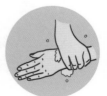

7. 双手交替清洗手腕

常见传染病预防

大众指南

11. 预防新型冠状病毒之多场景顺口溜

居家篇

房间开窗勤通风	个人卫生要做好
少出门且不串门	在外一定戴口罩
回来不忘先洗手	消毒细节少不了
不吃野味和生食	合理搭配营养好
适量运动足睡眠	身体强壮免疫高
自我健康天天测	异常报告要趁早

上班篇

出门口罩即戴好	防护措施怎能少
关键时期不扎堆	步行骑行驾车跑
公共物品别乱碰	及时清洁手洗好
办公区域勤通风	保持距离来办公
集中会议要精简	控制次数和时长
食堂用餐错峰制	独立进餐安全高
餐具一用一消毒	饭菜清淡营养好
下班回家先洗消	充足睡眠体不劳

收取快递篇

收取快递新创意	隔空配送最满意
不用接触和交谈	放通风处透透气
做好防护齐装备	口罩手套来搭配
外观检查要仔细	擦拭包装不客气
垃圾分类来投放	最后洗手要牢记

购物篇

新冠时期不乱走	口罩随身不离口
错峰采购不扎堆	就近选点咱不累

出门之前理一理　列好清单一二三
快速选购莫迟疑　核对完成就买单
一米距离最低限　排队等候留空间
公共设施不乱碰　及时清洁和洗手
理性购买不哄抢　物资供应有保障
特殊时期特殊干　养成购物好习惯

口罩篇

新冠防护啥重要　口罩自然少不了
家族种类款式多　听我跟您说一说
医用外科 N95　如何佩戴记清楚
戴前洗手看日期　颜色别忘仔细瞧
深色朝外浅朝内　拉开褶皱罩口鼻
金属硬条要朝上　按压鼻夹肤贴近
适当调整全包裹　变形污染及时弃
轻拉耳绳勿碰前　外折捆紧保清洁
最后七步洗双手　健康时时伴你走

社区篇

社区连着你我他　清洁卫生靠大家
小区封闭化管理　主动配合才在理
抵穗人员当天报　刻意隐瞒不得了
居家隔离需自觉　出现问题早报告
生活垃圾及时清　公共设施定期消
不串门来不聚集　散步空地人员少
能上楼不乘电梯　回家及时把手洗
众志成城一家亲　联防联控心最齐

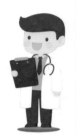

公共交通工具篇

乘车出行需注意　　口罩全程无缝隙
身体不适别乱跑　　主动上报隔离早
排队坐立有秩序　　保持距离要牢记
咳嗽喷嚏讲礼仪　　不乱吐痰擤鼻涕
公共物品少碰触　　双手不摸手眼鼻
通风清洁勤洗手　　大家一起多努力

上学篇

早睡早起身体好　　快快乐乐上学校
戴上口罩测体温　　早中两次登记好
异常情况提前报　　隔离措施少不了
讲文明来懂礼貌　　禁止嬉戏和打闹
排队有序不拥挤　　保持距离点赞你
喷嚏咳嗽遮一遮　　鼻涕和痰纸包起
垃圾分类我最棒　　不乱丢弃要盖起
勤洗手来勤通风　　身体健康学习好

三、埃博拉出血热

　　埃博拉出血热是由埃博拉病毒引起的一种急性出血性传染病。埃博拉出血热的病死率可达50%～90%。埃博拉病毒可分为扎伊尔型、苏丹型、本迪布焦型、塔伊森林型和莱斯顿型。除

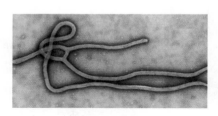

埃博拉病毒电镜图
（图片来源：美国 CDC 官网）

莱斯顿型对人不致病外，其余四种亚型感染后均可导致人发病，其中扎伊尔型毒力最强，苏丹型次之。2014 年 8 月 27 日，经国务院批准，埃博拉出血热被纳入《中华人民共和国国境卫生检疫法》规定的检疫传染病管理。

1. 传染源

感染埃博拉病毒的病人和非人灵长类动物是埃博拉出血热的主要传染源。狐蝠科的果蝠也有可能是本病的传染源。

2. 传播途径

接触传播是埃博拉出血热最主要的传播途径，可以通过接触病人和被感染动物的血液、体液、分泌物、排泄物及其污染物感染。病例感染场所主要为医疗机构和家庭，在一般商务活动、旅行、社会交往和普通工作场所感染风险低。据报道，埃博拉病毒病患者的精液中可分离出病毒，故存在性传播的可能性。

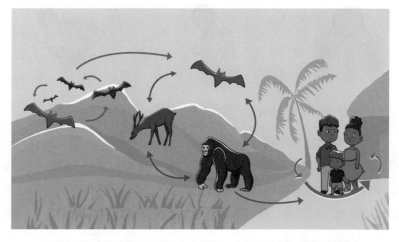

埃博拉病毒在储存宿主（蝙蝠）中循环，人们通过接触感染的蝙蝠或其他野生动物而感染，从而引起人际传播

3. 易感人群

人类对埃博拉病毒普遍易感。发病主要集中在成年人，可能与其暴露或接触机会较多有关。尚无资料表明不同性别间存在发病差异。

4. 临床症状及危害

潜伏期为 2 ～ 21 天，一般为 5 ～ 12 天。

感染埃博拉病毒后可不发病或呈轻型，非重病患者发病后 2 周逐渐恢复。

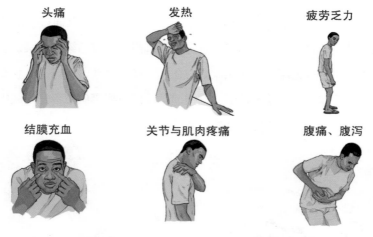

头痛　　　　　　发热　　　　　疲劳乏力

结膜充血　　　关节与肌肉疼痛　　腹痛、腹泻

埃博拉病毒感染引起的早期临床症状（图片来源：美国 CDC 官网）

典型病例急性起病，临床表现为高热、畏寒、头痛、肌痛、恶心、结膜充血及相对缓脉。2 ～ 3 天后可有呕吐、腹痛、腹泻、血便等表现，半数患者有咽痛及咳嗽。病程 4 ～ 5 天进入极期，可出现神志的改变，如谵妄、嗜睡等；重症患者在发病数日可出现咯血，鼻、口腔、结膜下、胃肠道、阴道及皮肤出血或血尿；少数患者出血严重，多为病程后期继发弥漫性血管内凝血（DIC），并可因出血、肝肾功

能衰竭及致死性并发症而死亡。病程 5 ～ 7 日可出现麻疹样皮疹，以肩部、手心和脚掌多见，数天后消退并脱屑，部分患者可较长期地留有皮肤的改变。

目前尚无针对埃博拉出血热的特异性治疗措施，主要是对症和支持治疗。

5. 预防措施

①密切关注全球埃博拉病毒病疫情动态，前往疫区国家和地区旅游及工作的人员应注意做好预防工作，避免与疑似病人密切接触，不要有握手等皮肤接触行为，不要共用杯、碗等生活用品。

②保持均衡的饮食、规律锻炼、注意休息、提高自身免疫能力。

③从埃博拉出血热流行地区归国的人员入境时如有发热、出血等不适症状，应及时向海关主动申报，配合海关进行排查。

④从埃博拉出血热流行地区回国的人员注意做好自身医学观察，回国 21 天内出现发热、出血等不适症状应尽快就医，并主动告知医生旅行史。

四、寨卡病毒感染

寨卡病毒病是由寨卡病毒引起并通过蚊媒传播的一种自限性急性疾病。

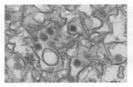
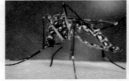
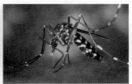

寨卡病毒电镜图
（图片来源：美国 CDC 官网）　　埃及伊蚊（左）和白纹伊蚊（右）

大众指南

1. 传染源

患者、无症状感染者和感染寨卡病毒的非人灵长类动物是寨卡病毒病的可能传染源。

2. 传播途径

①蚊媒传播为寨卡病毒的主要传播途径。蚊媒叮咬寨卡病毒感染者而被感染，之后再通过叮咬的方式将病毒传染给其他人。埃及伊蚊为寨卡病毒的主要传播媒介，白纹伊蚊、非洲伊蚊、黄头伊蚊等多种伊蚊属蚊虫也可能传播该病毒。

②寨卡病毒可通过胎盘由母亲传染给胎儿，产妇可能在分娩过程中将寨卡病毒传播给新生儿。科学家在乳汁中曾检测到寨卡病毒核酸，但尚无寨卡病毒通过哺乳感染新生儿的报道。

③寨卡病毒可通过性传播，目前报告的少量病例均为男性患者感染其女性性伴，尚无证据表明感染寨卡病毒的女性可将病毒传播给其性伴。

④寨卡病毒可能通过输血传播，目前已有可能经输血传播的病例报告。

3. 易感人群

包括孕妇在内的各类人群对寨卡病毒普遍易感。曾感染过寨卡病毒的人可能对再次感染具有免疫力。

4. 临床症状及危害

目前该病的潜伏期尚不清楚，有限资料提示可能为 3 ～ 12 天。患者发病早期可产生病毒血症，具备传染性。病毒血症期多为 5 ～ 7 天，一般从发病前 2 ～ 3 天到发病后 3 ～ 5 天，部分病例可持续至发病后 11 天。患者尿液可检出病毒，检出持续时间长于血液标本。患者唾液也可检出病毒，病毒载量可高于同期血液标本。病毒在患者精液中持续检出时间长，个别病例发病后 62 天仍可检出病毒核酸。无症状感染者的传染性及期限尚不明确。

人感染寨卡病毒后，仅 20% 出现症状，且症状较轻，主要表现为皮疹（多为斑丘疹）、发热（多为中低度发热），并可伴有非化脓性结膜炎、肌肉和关节痛、全身乏力以及头痛，少数患者可出现腹痛、恶心、腹泻、黏膜溃疡、皮肤瘙痒等。症状持续 2 ～ 7 天缓解，预后良好，重症与死亡病例罕见。婴幼儿感染病例还可出现神经系统、眼部和听力等改变。

孕妇感染可导致新生儿小头畸形、胎盘功能不全、胎儿宫内发育迟缓、胎死宫内等，寨卡病毒也可导致成人吉兰－巴雷综合征等后遗症。

目前尚无疫苗进行预防，最佳预防方式是防止蚊虫叮咬。建议准备妊娠及妊娠期女性谨慎前往寨卡病毒流行地区。

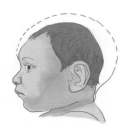 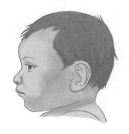

新生儿小头畸形　　　　　　　正常新生儿头形

5. 预防措施

①避免蚊子叮咬是预防寨卡病毒感染的关键措施。在疫区旅行、生活、工作时应做好防蚊措施，穿长袖衣服及长裤，并于外露的皮肤及衣服上涂上驱蚊药物，避免在树荫、草丛、凉亭等户外蚊虫较多的地方逗留过久，以防蚊虫叮咬。

②外出旅游或务工人员应关注当地传染病流行情况，尽量避免前往疫情流行地区，孕妇及计划怀孕的女性不建议前往寨卡病毒流行国家或地区，如从寨卡病毒流行区回国后需采取安全性行为，并至少6个月后再备孕。

③病例和无症状感染者应采取居家防蚊隔离措施，防蚊隔离期限为自检测之日起10天，4周内避免献血，自检测之日起2～3个月内尽量避免性行为或采取安全性行为。

④归国入境时如有发热、皮疹等不适症状，应及时向海关主动申报，配合海关进行排查；入境后14天内出现发热、皮疹等不适症状应尽快就医，并主动告知医生旅行史。

第四章

免疫规划

在人类与疾病的漫长斗争史中，面对大多数的传染病我们都束手无策。但疫苗的出现扭转了这一局面，疾病们一个个被控制，甚至被攻破。我国的传染病控制取得举世瞩目的成就，自 20 世纪 60 年代起再无天花病例，2000 年实现了消灭脊髓灰质炎的目标，2007 年起我国没有白喉病例报告，近年的甲肝、乙脑、流脑、破伤风、麻疹、风疹等传染病的发病率都控制在较低的发病水平，这些都是疫苗发挥的重要作用。

一、预防接种

1. 什么是疫苗？

疫苗就是一种毒性被减弱甚至去除的病原体，在通过注射或口服进入我们体内后，它可以提高我们机体对该种病原体的特异性抵抗力。疫苗可以由细菌、病毒等病原微生物或其代谢产物经过减毒或灭活制成。这种生物制剂可以刺激我们身体的免疫系统，识别和清除外来异物，并产生免疫记忆。

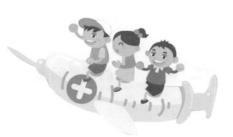

当再次遇到相同的异物时身体就可以迅速识别，并快速产生大量抗体来清除外来异物。

2. 为什么要接种疫苗？

外界的病原微生物通过各种途径进入人体后，我们可以通过机体的第一道屏障——非特异性免疫，比如皮肤和黏膜的屏障、吞噬细胞的吞噬作用、体液因子合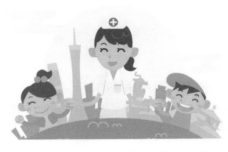成等方式清除病原微生物。第一道屏障的防御不针对特定的病原体，与生俱来，因此也叫作固有免疫。

但如果病原体通过了第一道屏障，就要靠机体的第二道屏障——特异性免疫来处理了。特异性免疫由 T 淋巴细胞和 B 淋巴细胞介导，通过细胞免疫和体液免疫的相互作用而产生免疫应答，通常只对特定的病原体或异物起作用。第二道屏障不是天生的，我们可以通过感染病原微生物、接种疫苗、接种免疫球蛋白或从母亲那儿获得母传抗体等方式来获得特异性免疫。因此，也叫作获得性免疫。

而接种疫苗正是在不让身体感染发病的前提下让我们获得特异性免疫，快速产生大量针对性的抗体，清除对应的病原体，是预防疾病最经济、最有效的手段。

二、接种疫苗的常见问题

1. 打一次针不如得一次病？自然感染产生的免疫力比接种疫苗更好？这种想法实在是太天真。

接种疫苗让免疫系统产生的免疫反应与自然感染产生的免疫反应是相似的，但接种疫苗不会导致疾病，或者只会出现轻微的症状。相反，通过自然感染去获得免疫力可能会为此付出高昂代价，甚至让感染者的生命受到威胁。例如，b型流感嗜血杆菌（Hib）感染会导致脑部损伤造成认知障碍，风疹感染孕妇可能会导致婴儿的出生缺陷，感染乙肝病毒会导致肝癌，得麻疹则会因严重的肺炎、脑炎等并发症而死亡。

2. 疫苗可预防的疾病现在几乎都已经被消灭了，所以不用再接种疫苗了？

这种看法大错特错！

尽管某些疫苗可预防的疾病在许多国家已经被消灭了，但引发这些疾病的病原体依然还在世界的某些地方，甚至在我们身边传播。在如今相互联系极为密切的世界，坐个飞机就能从地球的这头飞到那头。这些病原体也会随着携带者或病人跨越地理疆界，感染没有免疫力的人群。近年的美国、欧洲，就因为"疫苗犹豫"的问题导致当地已经被消灭十来年的麻疹又卷土重来。

接种疫苗不仅能保护我们自己免于疾病，还能减少病原体的传播，从而保护我们的家人。

3. 接种疫苗能不能保证不发病？

接种疫苗是预防和控制传染病最有效的手段，但成功率往往不是100%，多数疫苗的保护率＞80%。而且，由于受种者个体的差异，极少数人接种后不能产生保护作用，有可能会发病。但大量研究表明，和没有接种疫苗的患者相比，即使这类患者在接种疫苗后发病，他们患病后的临床表现也要轻得多。

4. 为什么一定要按免疫程序进行预防接种？

免疫程序指对某一特定人群（如儿童）预防相应传染病需要接种疫苗的种类、年龄、剂次、次序、剂量、部位及有关要求所作的具体规定。它是根据多个因素综合考虑而制定的，如疫苗的生物学特性、传染病对人群的威胁年龄和儿童免疫机能的发育情况等，也参考了临床试验和多年科学实践的结果。所以，不同疫苗有不同的免疫程序，按照免疫程序接种可以获得最好的免疫效果。

5. 儿童在预防接种前，家长要注意哪些问题？

家长应带孩子到政府部门认定的合格预防接种门诊进行预防接种（记得带好预防接种证）。在接种疫苗之前，向医生说明孩子的既往病史、过敏史、家族史和目前的健康状态，是否于 1 个月内接种过其他疫苗等信息，切勿隐瞒，以便接种人员正确掌握疫苗接种的禁忌证，并决定是否接种疫苗。

家长要根据接种证上预约的日期及时接种，没种的要及时补种。接种前要认真阅读预防接种的知情同意书。口服疫苗前 30 分钟内不能吃热的食物。

6. 孩子感冒、发烧、咳嗽，可以接种疫苗吗？

视具体情况而定。如果孩子刚刚开始出现发热、咳嗽、流涕、鼻塞等症状，疾病可能在进展中，一般不建议立即接种疫苗。但如果孩子已经生病或治疗了一段时间，处于疾病康复期，症状基本消失或还有不影响生活的轻微症状，就不再处于疾病的急性发作期，可以接种疫苗。

7. 疫苗可以提前或推迟接种吗？

原则上，要到了疫苗接种起始年龄才可以接种，不能提前，提前了可能会影响免疫效果。

如果不能按免疫程序接种疫苗，可以推迟，推迟接种不会影响

效果。但还是要尽早接种疫苗，迟一天接种疫苗，就多一天暴露在疾病中。

8. 如果没有按免疫程序接种，延迟了几个月，需要重新开始免疫程序吗？

不需要重新开始，如果某针次延迟了，只需尽快接种该针次，后面针次按原间隔顺延就可以了。

三、疫苗可预防的传染病

（一）麻疹

1. 麻疹究竟是何方神圣？

早在 7 世纪，就有医生对麻疹的临床症状有所了解，10 世纪就有文字记载了麻疹的相关事件。

麻疹是由麻疹病毒引起的一种急性呼吸道传染病，传染性和"见面传"的水痘比起来有过之而无不及。在出现咳嗽、鼻炎、结膜炎和畏光等前驱症状后 2～4 天发生急性皮疹和高热的患者就是麻疹的疑似病例了。目前，在临床上很难将麻疹与其他发热出疹性疾病鉴别开来。麻疹还可引起中耳炎、肺炎、脑炎等并发症，严重者甚至死亡。如果病例是 5 岁以下儿童或 20 岁以上成人，发生重症并发症或死亡的可能性显著增加。

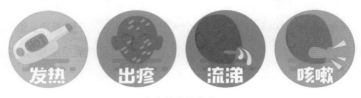

麻疹的常见症状

2. 麻疹如何传播？谁最危险？

麻疹病毒可以通过患者的咳嗽、喷嚏传播，与病人密切接触或直接接触病人的鼻咽分泌物都有感染风险。

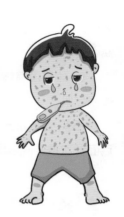

未接种过疫苗的幼儿罹患麻疹的风险最高，发生并发症（含死亡）的风险也最高。任何未获得免疫力的人（即未接种疫苗或接种疫苗后未产生免疫力的人）都可能感染。

3. 麻疹的预防

接种麻疹疫苗是预防麻疹最为有效的手段。麻疹疫苗自 1963 年上市以来，至今已经使用了 50 多年，事实证明麻疹疫苗是安全、有效的，注射两剂次保护效果可高达 97.8%。而且在我国，两剂次疫苗的接种都是免费的！

免疫程序：8 月龄、18 月龄各接种 1 剂麻疹腮腺炎风疹减毒活疫苗（简称麻腮风疫苗）。满 8 月龄和 18 月龄的儿童应尽早接种疫苗。

麻疹的人群免疫屏障是所有疫苗可预防疾病中最高的，在不同的环境下变化很大，从 89% 到 94% 不等。也就是说，麻疹在人群中的接种率要达到 89% ~ 94% 才可阻止疾病的流行。8 月龄以下的婴儿和有疫苗接种禁忌症的人群虽然不能接种疫苗，但只要建立有效的人群免疫屏障，他们感染麻疹的风险也会大大降低。

其他预防手段还包括：注意个人及环境卫生，开窗通风，勤洗手，勤晒衣被，注意个人营养及休息，注意防寒保暖，坚持适度锻炼，保证充足睡眠等。

4. 麻疹为何卷土重来？

有读者可能会问，既然现在都有可以安全有效预防麻疹的疫苗，而且在 2000 年左右，美国、欧洲等国家和地区已经相继宣布消灭麻疹，为何最近几年麻疹疫情又卷土重来？

答案是：部分家长因为宗教信仰、个人观念、担心麻疹疫苗引发自闭症等原因而不给孩子接种疫苗。

那么，麻腮风疫苗真的会引起自闭症吗？

首先要明确指出，接种麻腮风疫苗与自闭症并没有因果关联；世界卫生组织、美国儿科学会、美国疾控中心均认定，没有证据表明麻腮风疫苗与自闭症之间存在关联。

这种说法最初源自一位英国叫安德鲁·韦克菲尔德（Andrew Wakefield）的医生，他曾在媒体前呼吁暂停麻腮风疫苗的使用；1998 年又和其他 12 名作者在国际顶级医学期刊《柳叶刀》上发表了一篇研究论文，报道了 12 名健康儿童出现了结肠炎和退变性孤独症的"新综合征"，而其中 8 名儿童是在接种了麻腮风疫苗后出现了这些症状。结论一出，就引起轩然大波。大量不明真相的父母陷入恐慌。

2004 年，英国《星期日泰晤士报》指出安德鲁·韦克菲尔德收了反麻腮风疫苗运动组织给的 540 万英镑，并且对儿童采取不必要的侵入性医疗检查，该研究也没有通过医学伦理委员会批准。同年，上述论文的其中 10 位作者因为论文缺乏数据支持，主动撤回了对该论文结论的支持。

2010 年，英国医学委员会针对安德鲁·韦克菲尔德提出了 30 多项指控，包括严重的学术不端、虐待弱智儿童等。因此，《柳叶刀》撤回了那篇论文，并指出论文的数据被篡改。随后安德鲁·韦克菲尔德也被吊销医疗执照，被禁止在英国行医。

2011年，记者布莱恩·迪尔（Brian Deer）查看了12名儿童的原始医疗记录，详细地分析了安德鲁·韦克菲尔德研究中的正常检查结果是如何被篡改的，并将这一发现发表在另一国际医学顶级期刊《BMJ英国医学期刊》上。

这么多年过去，许多学者都没能重复安德鲁·韦克菲尔德的实验结果。多个大型研究的结果也强烈支持接种麻腮风疫苗不会增加自闭症的风险，不会引发易感儿童的自闭症。

专家和流行病学者们不停地辟谣、不停地重复研究，但时至今日，全球各地仍然有反疫苗运动者不明所以地支持这一不实结论。虽然始作俑者的论文被撤回，医疗执照被吊销，但由这个不实言论带来的深远负面影响又由谁来承担呢？

（二）水痘
【小美的故事】

小美是一名二年级的小学生，她的同桌小丽最近在前胸长了几颗小红疹子。听小丽说这疹子好痒，但又没有其他症状，不知道是不是被蚊子咬了。小美也没多想，照常和小丽贴耳说着知心话，手挽手一起去吃饭。

两个星期后，小美发烧了，感觉乏力，发现自己也在前胸、后背、腹部长了好些小红疹子，和小丽的一样。但这些红疹子会慢慢变成晶莹的水疱疹，也非常痒，水疱疹之后变成脓疱，然后结痂，同一部位的皮肤还同时会有红疹、水疱疹、脓疱、结痂的情况。而且，班上陆陆续续有几个同学也长起了一样的疹子，去医院就诊后，医生给的诊断是"水痘"。

学校老师把同学陆续出疹子的事情报告给了疾控部门。一调查，发现学校的其他班上也出现了这一现象，而且早期出疹的同学包括小丽都参加了学校附近的补习班，补习班是由居民楼改建的，里面非常拥挤，窗户也不开，平时只拖地、打扫，没有任何消毒措施。因此，考虑这起聚集性疫情由补习班内传播引起的可能性很大，学生回到学校后再传给同班同学，扩散至全校。小丽因为在小时候接种过 1 针水痘疫苗，症状非常轻；而小美没有接种过疫苗，出现的是全身症状，出的疹子数量更多、更严重，恢复的时期也更长。

为了控制疫情，补习班被勒令关闭整改，学校里长水痘的学生必须在家隔离 14 天，学校暂停了校内的大型集会活动。过了大半个月，学校的水痘疫情才被慢慢控制，恢复了往常的秩序。

上面故事中说的水痘聚集性疫情经常发生在学校，特别是小学。

1. 水痘是什么？

这是一种由水痘 - 带状疱疹病毒引起，传染性很强的呼吸道疾病。水痘全年都有发病，但每年有两个流行高峰，分别在 4 至 6 月、11 月至次年 1 月，高峰期间学校的聚集性疫情高发。儿童多发，成人也可以发病，且临床症状比儿童的更严重。

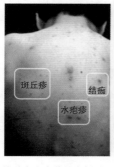 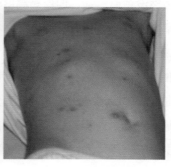

未接种水痘疫苗的病例（左） 接种过 1 剂水痘疫苗的病例（右）

（图片来源：美国 CDC 官网）

2. 水痘都有什么症状？

水痘的典型临床症状可以用"四代同堂"来描述。

感染水痘病毒后，患者可能出现不适和发热等前驱症状，随后皮肤出现红疹，通常伴随瘙痒，迅速发展为丘疹、水疱、脓疱并结痂，全身皮疹分批出现，同一时期同一区域的皮肤可以见到各期皮疹。皮疹呈向心性分布，最多集中在躯干（胸、腹、背部），常常累及头皮和黏膜。

简单地说，水痘患者的皮肤可同时出现斑疹、丘疹、水疱疹和结痂这四种皮损，成为"四代同堂"，这也是水痘区别于其他出疹性疾病的典型皮损。

水痘的潜伏期（从接触病人到出现临床症状所经过的时间）是 10 ～ 21 天，常见 14 ～ 16 天。

3. 水痘的传染性强吗？

水痘在出疹前 1 ～ 2 天至皮疹干燥结痂为止都有很强的传染性，早期的传染性最强。水痘、带状疱疹病人是唯一的传染源，症状轻微的病人容易被忽视或误诊，他们在水痘传播上起着重要作用。水痘的传播能力虽然没有麻疹强，但具有高度传染性，家庭易感人群中二代病例发病率高达 60% ～ 100%。

4. 水痘是如何传播的？

水痘的传染途径可多了。水痘 - 带状疱疹病毒存在于患者疱疹的疱液、血液和呼吸道分泌物中，没有免疫力的人接触到水痘患者的口腔或眼睛分泌物、疱疹的疱液时就可能被感染；偶尔也会通过咳嗽或打喷嚏引起的飞沫传播、直接接触带状疱疹皮损而感染；孕妇感染病毒后还可以通过胎盘传播给胎儿。

除了曾经得过水痘或者接种过水痘疫苗的人，儿童和成人都是普遍易感的。病后痊愈可以获得持久免疫力。但不要以为出过一次水痘就终身安全了，在机体免疫力下降时，还是不能排除第二次感染的可能；潜伏在体内的病毒也可能复发感染，发生带状疱疹。

5. 水痘要怎么预防？

目前，预防水痘最为有效的手段就是接种水痘疫苗。

12 ～ 24 月龄接种第 1 剂，4 ～ 6 周岁接种第 2 剂；未按程序完成 2 剂者，补齐 2 剂次，接种间隔 ≥ 3 个月。

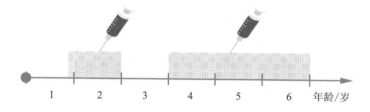

6. 为什么故事里的小丽接种过疫苗还是会得水痘呢？

科学研究显示，接种 1 针水痘疫苗可以减少约 85% 的病例，但还是存在一定的感染风险，抗体可能随着时间的推移而衰减。接种过 1 针水痘疫苗的水痘病例，他们的临床症状会比没有接种过疫苗的病例轻，低热或不发热，身上皮损少，病程短；而接种 2 针水痘疫苗可以减少 92% 的病例，能更有效地预防水痘病例的发生和传播。

因此，没得过水痘或没接种过 2 针水痘疫苗的儿童或成人，都建议接种 2 针水痘疫苗。

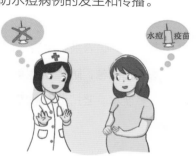

怀孕期间得水痘可能会对胎儿的中枢神经系统造成损害，导致胎儿永久皮肤瘢痕、四肢发育

不全、视神经萎缩、失明、智力发育迟缓等，严重的话还会导致胎儿死亡！

因此，建议育龄期妇女在怀孕前接种水痘疫苗。

注意：水痘疫苗是减毒活疫苗，接种后 3 个月内应避免怀孕！

美国的一项研究指出，暴露于水痘的 3 天内接种疫苗对水痘的保护效果为 90%；5 天内为 67%，对中、重度水痘预防效果为 100%。因此，如果学校发生水痘疫情，家长也不用慌，尽快带孩子接种疫苗也可预防水痘。但不排除孩子处于疾病的潜伏期，在接种前已经感染了水痘－带状疱疹病毒，这种情况下应急接种后仍然会得水痘。不过，潜伏期接种了水痘疫苗不但不会加重病情，反而会让临床症状更轻微，所以，学校发生水痘疫情后应尽早组织学生接种疫苗，预防水痘的传播扩散。

但如果已经得过水痘，就不需要再接种水痘疫苗了。

7. 其他预防措施

水痘－带状疱疹病毒对外界抵抗力弱，通常只能存活几小时，偶尔能存活 1 ～ 2 天。因此，加强室内通风换气就可以清除病毒，如果通风效果不佳可辅以消毒剂消毒。

避免与水痘、带状疱疹病人密切接触。

保持良好的个人卫生习惯，注意勤洗手，搞好个人卫生，不要共用毛巾，勤晒衣被，少去人群密集、空气不流畅的公共场所；注意个人营养和休息，防止过度紧张和疲劳，注意防寒保暖，多吃蔬菜和水果，多饮水；坚持适度锻炼，增强体质，避免过度疲劳，保证充足的睡眠。

水痘有强大的传染能力和超长的潜伏期，所以在发现水痘病例后就应立即让患者就医并且居家隔离 14 天，避免到公共场所活动，直至水痘疱疹完全结痂为止。学校学生在隔离期结束后还需凭社区卫生服务中心开具的返校证明回校。

（三）百日咳

1. 什么是百日咳？

百日咳是由百日咳鲍特杆菌感染引起的急性呼吸道传染病，主要通过咳嗽或打喷嚏产生的飞沫传播。这种传染病一年四季都可以发病，春夏是高发季节。

2. 感染了百日咳会经历什么？

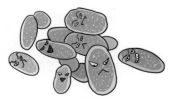

百日咳的典型症状为突然阵发性痉咳，连续十几声甚至几十声，并伴有鸡鸣样吸气声，咳嗽可持续数月，迁延难愈。婴幼儿的临床表现最为严重，有些患儿会咳到出现面部浮肿及眼球上出血斑，甚至发生肺炎、脑病等并发症。

典型的临床病程分 3 期：

● 卡他期：一般持续 1～2 周。起病初期，百日咳杆菌在气管、支气管黏膜大量繁殖，引起局部炎症，出现类似感冒的症状，如咳嗽、流涕、喷嚏、低热等。

● 痉咳期：可以持续 4～6 周，甚至长达 3 个月以上。由于细菌繁殖和产生的多种毒性因子的持续刺激，阻碍上皮细胞的纤毛运动，导致大量黏稠的炎性渗出物在呼吸道积聚，不易咳出。以阵发性、痉挛性咳嗽为特点。咳嗽成串出现，咳十几声直至咳出痰液，紧跟着深长吸气，会发出鸡鸣样的吸气吼声，常常伴有呕吐。痉咳每天发作数次或数十次不等，昼轻夜重。

● 恢复期：随着炎症的逐渐消散，咳嗽次数减少，逐渐恢复健康。一般需要 1 ～ 2 周。

3. 百日咳很容易传染吗？

百日咳的传染性非常强，接近于麻疹的传染性。它的疾病再生数量为 12 ～ 17，即一个百日咳病例进入完全没有免疫力的人群能传染 12 ～ 17 人。

人类是百日咳杆菌的唯一宿主。目前认为百日咳的主要传染源是年长儿童和成人患者，传染源在潜伏期末到病后 2 ～ 3 周都具有传染性。

4. 哪些人最容易感染？

新生儿和 1 岁以下婴儿：由于缺乏免疫或尚未完成百白破疫苗全程接种，是目前最为高发、病死率最高的人群。痉咳期咳嗽后出现呼吸停止，脸色、嘴唇呈青紫色（发绀），容易窒息死亡。

5 岁以下儿童：易感性最高，按国家实行免疫计划规范化接种百白破疫苗后（3、4、5、18 月），可明显降低发病。

成人：随着抗体水平的下降而再次感染发病，临床症状虽不典型，但作为传染源，容易传播给小儿，造成家庭聚集。

5. 如何预防百日咳呢？

预防百日咳最为有效的方法是接种疫苗。我国现行的免疫程序规定，新生儿出生后 3 足月就应接种百白破疫苗第一针，连续接种 3 针，每针间隔时间最短不得少于 28 天，在 18 月龄时再用百白破疫苗加强免疫 1 针。

简而言之就是，3、4、5月基础免疫，18月加强免疫。

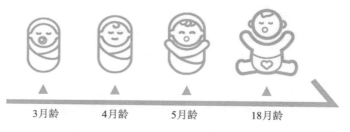

3月龄	4月龄	5月龄	18月龄

6. "百日咳再现"

引入百日咳疫苗后，百日咳的发病率和死亡率都有了明显的下降。

但近年来，各国的百日咳都有卷土重来的趋势。根据世界卫生组织的数据，2008年全球约有1600万百日咳病例，其中95%的病例来自发展中国家。2010年，美国的加利福尼亚州、爱达荷州、得克萨斯州、南卡罗来纳州等地相继出现了百日咳。美国华盛顿州在2012年4月3日宣布百日咳流行，当年疫情是1942年以来最严重的一年。英格兰在2012年也出现了百日咳疫情的反弹。国外的学者将百日咳卷土重来的这种现象称为"百日咳再现"。

我国学者在天津社区开展的人群百日咳症状监测显示，百日咳的发病率高达22.42/100 000，是同期医院报告的12倍[1]；上海等地对持续性咳嗽儿童百日咳杆菌感染率进行研究，发现6岁以上持续咳嗽超过2周以上的儿童百日咳感染率达11.3%[2]。以上研究提示，我国百日咳疫情被严重低估，也出现了"百日咳再现"。

---

① 张颖，黄海涛，刘勇，等.天津市社区人群百日咳发病监测及传播特征研究[J].中国疫苗和免疫,2011,17(03):209-211，257.
② 王传清，王立波，朱朝敏，等.持续性咳嗽儿童百日咳临床多中心调查研究[J].中华儿科杂志,2010(10):748-752.

7．"百日咳再现"的原因有哪些？

（1）百日咳诊断方法的提高

根据我国《WS274—2007百日咳诊断标准》，百日咳的实验室检测有两种方法，一种是细菌培养，另一种是双份血抗体检测。由于抗生素的广泛应用、细菌培养方法严格等原因，前者的细菌检出率不到30%；而后者在实际操作中很难采到病人的第二份血，故这两种检测诊断方法均有其局限性。而近期出现的单份血抗PT-IgG抗体检测法，让百日咳的实验室检测变得更便捷；同时，近年来兴起的聚合酶链反应方法也可以更灵敏、快速地鉴定百日咳杆菌。

（2）接种百日咳疫苗效果衰减

在18个月接种最后一剂疫苗后疫苗效果逐渐衰减，到儿童时期感染百日咳的机会大大增加。英国的学者也发现在百日咳疫苗覆盖>70%的地区，1年后10%的儿童感染百日咳，5年后高达60%的儿童感染。我国天津市开展的社区监测显示，出现百日咳症状的15岁以下人群中81.48%的人有4剂百日咳疫苗免疫史。

（3）百日咳流行株出现了抗原漂移的现象

国外学者在20世纪90年代分离到了非疫苗型的菌株。现在用的疫苗对新型菌株的防护是否有效果还需要进一步研究。

（4）免疫策略的滞后

我国目前沿用的是1978年的百日咳免疫策略，已不足以应对现实的百日咳再现。部分国家已经提出在5～6岁增加第5剂，12岁时增加第6剂，或妊娠期妇女和家庭成员接种1针，但现在依旧没有充足证据支持增加百日咳接种针次可以减少婴幼儿中严重百日咳发病，因此尚未推荐实施。

8. 既然免疫后仍可能出现再次感染，还有其他预防措施吗？

除了预防接种，下面这些预防措施也可以有效保护自己和家人。

（1）注意日常卫生

婴幼儿的父母及其他家庭成员出现咳嗽后应及时戴口罩，避免家庭传播。

（2）早隔离早治疗

确诊的病人和患儿应进行呼吸道居家隔离，在医生指导下进行抗生素治疗（首选红霉素）。与之有接触的家庭成员须观察 21 天，出现类似临床症状后及时就诊。

（3）暴露后的抗菌预防可防止重症并发症及死亡

美国 CDC 推荐在患百日咳的高危人群，以及与百日咳病人密切接触的人群中使用"暴露后预防药物"（postexposure antimicrobial prophylaxis，PEP），以降低重症和死亡的风险。适用人群包括：百日咳病人的家庭成员；与百日咳病人发病前 21 天有接触的高危人群，主要包括婴幼儿和孕晚期妇女；有基础疾病人群，主要包括免疫功能低下者和药物治疗的中重度哮喘患者。

（四）流行性脑脊髓膜炎

【小明的故事】

小明是一个 2 岁的男孩，身体健康、活泼好动，平常和爸爸妈妈一起住在 G 市。家里大约 30m²，三楼东向，对流通风和卫生环境都一般。他有个 11 岁的哥哥，平时都在省外的学校上学，寒暑假才回家。

这不，1 月底哥哥放寒假来 G 市了，虽然房间有点拥挤，但一家人住在一起很温馨。哥哥来了后，一家四口去外市旅游了一周。

大众指南

　　旅游回来后，小明因为睡觉踢被子冻着了，第二天开始发烧（39.5℃），感觉脑袋里像有蚂蚁爬行一样痛。吃了退烧药也反复发烧，还会怕冷、打寒战，没什么精神，吃东西也吐。去医院就诊，血常规显示白细胞计数（16.68×10^9/L）、中性粒细胞百分比（89%）异常升高，对症治疗后还是发烧、疲倦，没见好转。转院后，医生发现双侧巴氏征可疑阳性，加上小明意识模糊，医生采集了小明的血液进行细菌培养，涂片发现了革兰氏阴性双球菌！经过鉴定，这双球菌就是脑膜炎奈瑟菌，还是B群，现在暂时没有疫苗可以预防。好在医生早期就用了抗生素，小明很快就痊愈出院了。

　　疾控人员对小明近期的密切接触者——同吃同住的爸妈、哥哥进行了咽拭子的采集，在哥哥的咽喉部发现了脑膜炎奈瑟菌，但是哥哥完全没有任何症状，是个健康的脑膜炎奈瑟菌携带者。因此，推断小明哥哥通过与小明的密切接触，把携带的脑膜炎奈瑟菌传染给了小明，小明因为抵抗力较低感染了流脑。

1. 流行性脑脊髓膜炎是什么？

　　小明得的病就是流行性脑脊髓膜炎，简称流脑，是由脑膜炎奈瑟菌感染脑膜或脑脊髓膜引起的急性传染病。

　　流脑在冬春季节病例高发，一般在11—12月病例开始增多，第二年的2—5月为发病高峰期。这个病的病死率高，危险性大，是严重危害儿童健康的传染病。

　　在过去的200年里，流脑在欧洲、非洲、亚洲、美国、新西兰等地都出现过暴发流行。影响最大的是撒哈拉以南的非洲地区，涉及26个国家，约4.5亿居住人口，这一带的流脑在流行期间发病率高达 1%，被称为"脑膜炎地带"。我国也曾经是流脑的高发国家，出现过 5 次全国性的大流行，发病率高达 403/100 000，病例数达304.4 万例，死亡 16.6 万例。

根据脑膜炎球菌表面荚膜多糖血清型的免疫反应性，可将其分为 13 个血清型：A、B、C、W135、Y、X、D、Z、29E、H、I、K、L，但只有前 6 种型别可以致病。

2. 流脑是如何传播的？

人群中约有 10% 的健康人是脑膜炎球菌的健康携带者，这些人多数没有任何症状；由于人的鼻咽部是脑膜炎球菌唯一寄居的地方，少数人可以表现为鼻咽炎。

脑膜炎球菌主要是通过病人或病原携带者打喷嚏、咳嗽、亲吻等形式，使病菌随飞沫进入其他人的呼吸道而感染。因此，酒吧、舞厅等空气流通不佳以及人多密集的地方都会增加这个菌的带菌率和致病率。病毒感染和吸烟（主动或被动）可引起呼吸道黏膜表面的改变，使得细菌在呼吸道的黏附能力增加，或者宿主清除鼻咽部细菌的能力降低。酒吧、舞厅等环境中拥挤的人群，通过近距离的说话、咳嗽或共用杯具等也可以增加感染概率。

3. 流脑有哪些临床表现？

流脑的临床表现主要有高烧、头痛、肌肉酸痛、喷射状呕吐、脖子发硬。脑膜炎球菌也可以进入血液，引起败血症，使皮肤出现紫色的瘀点或瘀斑。婴幼儿的症状大多不明显，表现为高热、拒食、烦躁、啼

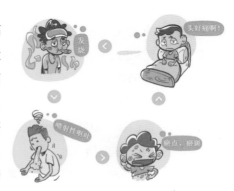

哭不安等。不过，流脑的初期症状、体征很难和其他细菌性感染、立克次氏体或病毒性感染相区别，不典型的流脑病例难以被及时发现，不及时治疗的话愈后比较差。脑膜炎还会引起脑部损伤，从而造成听力下降或耳聋、智力低下等后遗症。

4. 如何预防流脑？

（1）养成良好的个人卫生习惯

①打喷嚏或咳嗽时应用手绢或纸巾掩盖口鼻，用淡盐水漱口。不要随地吐痰，不要随意丢弃吐痰或揩鼻涕使用过的手纸。

②勤洗手，使用肥皂或洗手液并用流动水洗手，不用脏毛巾擦手。双手接触呼吸道分泌物后（如打喷嚏后）应立即洗手。

③不要与他人共用水杯、餐具。

④学校、办公室或居民家中应做到每天开窗至少 3 次，每次不少于 10 分钟。如周围有流脑病人时，应增加通风换气的次数。在开窗时，要避免穿堂风，注意保暖。

（2）加强体育锻炼，增强抵抗力

①加强户外活动和耐寒锻炼。注意平衡饮食，保证充足休息。

②注意环境卫生。

（3）做好防护

①儿童应尽量避免与病人接触。在传染病流行季节，尽量少带儿童到人员密集的公共场所。

②流行季节在人员拥挤的场所内应戴口罩。

③如出现发热、头痛、呕吐等症状，应及时就医。有上述症状的病人应佩戴口罩，以防传染他人。

（4）接种流脑疫苗

我国目前的流脑疫苗主要有 A 群多糖疫苗、A 群 C 群多糖疫苗、

A 群 C 群多糖结合疫苗、ACYW135 群多糖疫苗和 AC-Hib 疫苗等，但小明得的 B 群流脑尚无疫苗可以预防。

国家免疫规划疫苗流脑疫苗的免疫程序如下：

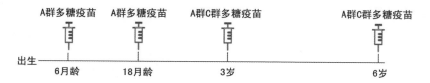

A 群 C 群多糖结合疫苗推荐以下免疫程序：

● 3 ～ 12 月龄婴儿：从 3 月龄开始，每隔 1 月接种 1 剂，共 3 剂。

● 13 ～ 24 月龄婴儿：暂按照 3 ～ 12 月龄免疫程序和剂量。

● 2 ～ 5 岁儿童：接种 1 剂（0.5 mL）。

AC-Hib 疫苗推荐以下免疫程序：

● 2 ～ 5 月龄婴儿：从 2 月龄开始，每隔 1 月接种 1 针，共 3 针。

● 6 ～ 11 月龄婴儿：需接种 2 针，每针间隔 1 个月。

● 12 月龄～ 5 岁儿童：接种 1 针。

第五章

传染病法律法规

一、传染病防治法

1. 什么是传染病防治法？

传染病防治法是专门为防控传染病而制定的法律，是疫情防控中的"硬核力量"，现行的《中华人民共和国传染病防治法》（以下简称《传染病防治法》）于 2004 年 8 月 28 日修订（于 2013 年 6 月 29 日修正）。

1988 年，上海甲肝疫情暴发，传播迅猛，短时间内感染了 20 多万人，这场战"疫"花费 10 亿元，相当于当时上海每年卫生经费的 5 倍。甲肝疫情后第二年（1989 年），我国通过了《传染病防治法》。2003 年，一场突如其来的"非典"疫情，暴露了一些我国公共卫生体系的积弊，《传染病防治法》的修订也因此被推到了台前。"非典"后第二年（2004 年），通过反思"非典"事件，社会各界对《传染病防治法》的条文提出了大量意见，国家对传染病防治法进行了全面的修订。从原《传染病防治法》的 41 条法条中，删除 3 条，对其余 38 条进行了修改，又新制定 42 条，修订后的《传染病防治法》法条增至 80 条，是重建性质的修订。自此形成了我国现行的《传染病防治法》。

2. 哪些是法定传染病？

《传染病防治法》规定了 40 种必须报告的法定传染病，按照防范程度从高到低，分成甲、乙、丙三类。甲类传染病，是指发病率高，治疗延误时引起病死率高，在人间传播速度快、波及面广，可能危及社会安全，流行时需要采取强制性隔离病人或者密切接触者，甚至疫区封锁或者交通卫生检疫等措施的烈性传染病。目前甲类传染病只有 2 种，即鼠疫和霍乱。

乙类传染病也称为严格管理传染病，包括传染性非典型肺炎、艾滋病、病毒性肝炎等。2020 年 1 月 20 日，国家将新型冠状病毒感染的肺炎纳入规定的乙类传染病；2020 年 10 月 2 日，国家卫健委发布《传染病防治法》(修订草案征求意见稿)，在乙类传染病中增加了人感染 H7N9 禽流感和新型冠状病毒肺炎；因此目前乙类传染病增加至 28 种。

丙类传染病也称为监测管理传染病，包括流行性感冒、流行性腮腺炎、风疹等 11 种。

中华人民共和国国家卫生健康委员会公告

发布时间：2020-01-20 来源：疾病预防控制局

2020年第1号

经国务院批准，现公告如下：

一、将新型冠状病毒感染的肺炎纳入《中华人民共和国传染病防治法》规定的乙类传染病，并采取甲类传染病的预防、控制措施。

二、将新型冠状病毒感染的肺炎纳入《中华人民共和国国境卫生检疫法》规定的检疫传染病管理。

特此公告。

中华人民共和国国家卫生健康委员会
2020年1月20日

3. 为什么甲类传染病只有法定两种？

最被严防死守的甲类传染病只有两种：鼠疫和霍乱。除去这两种传染病，其他都不是法定甲类传染病。这两种疾病在今天的中国已很难兴风作浪，大多数人没见过霍乱，鼠疫也基本上不成气候，过去几年，国内散发的鼠疫很快就被消灭。

那为什么它们还能稳居甲类位置？原因在于，这两种疾病虽然相对容易治疗，但传播极为迅猛，如果不及时通报，很难一下子扑灭压死。鼠疫具有"自然疫源性"，只要不把世界上所有的鼠类都消灭，鼠疫就时刻可能卷土重来。霍乱也是如此，2017年也门暴发霍乱，几个月内出现20万疑似病例，死亡数千人。另一方面的原因是对于甲类传染病，《传染病防治法》授权的防控措施等级是最高的。甲类传染病防控措施的实施将会极大影响和限制正常社会秩序和公民权益，成本极高，如封锁疫区（封城）、强制交通卫生检疫、停工停业停课等。并且，只有甲类传染病才必须隔离，乙、丙类如果没有特殊规定，不是必须隔离。或者可以说，甲类传染病（包括甲类标准防控的疾病）需要举国防控。

4. 什么是乙类传染病采用甲类传染病措施？

在传染病防治法中，只有明确的四种传染病是乙类传染病采用甲类传染病措施：传染性非典型肺炎、炭疽中的肺炭疽、人感染高致病性禽流感，以及2020年1月20日起宣布的新冠病毒肺炎。乙类传染病中的一些病种传染性强，对人群危害严重，必须采取严格有效的控制措施，以迅速控制疫情。

随着传染病菌毒种的变化和科学技术的进步发展，新的危害严重的传染病不断出现。据专家统计，近年来平均每年新发生的传染病有一至两种，2003年暴发流行的传染性非典型肺炎就是一个典型的事例。考虑到这些不确定因素，其他乙类传染病和突发原因不明的传染病需要采取甲类控制措施的，由卫生部报国务院批准后公布实施。

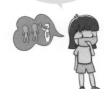

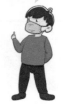

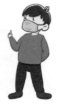

5. 公民的义务

在中华人民共和国领域内的一切单位和个人有配合传染病防治工作的义务，即必须配合疾病预防控制机构、医疗机构有关传染病的调查、检验、采集样本、隔离治疗等预防、控制措施，如实提供有关情况。这里包括了在中国境内的所有人，外交人员无传染病防治方面的豁免权，所以驻中国的外国使、领馆人员也应遵守。

①一切单位和个人必须接受相关机构流行病学调查、检验。

②任何单位和个人发现传染病人或者疑似病人时，应及时向相关医疗机构报告。发现不报要担责任。

③医疗机构必须承担医疗活动中与医院感染有关的危险因素检测、安全防护、消毒、隔离和医疗废物处置工作。

④出现疑似病情的个人，应主动向相关机构报告，如拒绝报告，将依法追究刑事责任。

⑤负有传染病疫情报告职责的人民政府有关部门、疾病预防控制机构医疗机构、采供血机构及其工作人员不得隐瞒、谎报、缓报传染病疫情。

⑥卫生行政部门应健全内部监督制度，对其工作人员履行职责

的情况进行监督。

⑦对病人、病原携带者、疑似病人等进行隔离治疗或采取其他隔离措施。

典型案例：哪些情况下你可能违法？

①新冠肺炎确诊患者私自出院散步并发视频炫耀。

②入境时未按规定如实申报健康状况：新冠肺炎疫情期间，北京廖某等 8 人从意大利回国时吃退烧药登机，不如实填写信息。（入境时未按规定如实申报健康状况，存在瞒报信息、隐瞒外国旅居史等行为，涉嫌违反《中华人民共和国刑法》及《传染病防治法》，一旦确诊将被立案侦查。）

6. 传染病疫情报告通报和公布制度

传染病与一般疾病不同，不仅危害个人健康，更会危害社会公众，公众对传染病疫情享有知情权，但同时为了防止不负责任的传言或者炒作引起社会恐慌，疫情信息必须真实、准确、及时。《传染病防治法》对传染病疫情公布的主体、渠道、形式等分别作出了规定。

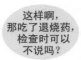
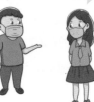

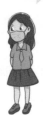

二、突发公共卫生防治法

1. 突发公共卫生事件相关法律

《突发公共卫生事件应急条例》是为有效预防、及时控制和消除突发公共卫生事件的危害，保障公众身体健康与生命安全，维护正常的社会秩序而制定的行政法规。经 2003年 5 月 7 日国务院第 7 次常务

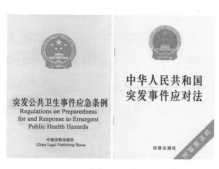

会议通过，由国务院于 2003 年 5 月 9 日公布并施行，最新一次修改在 2011 年 1 月 8 日。

《中华人民共和国突发事件应对法》（以下简称《突发事件应对法》）的制定是为了预防和减少突发事件的发生，控制、减轻和消除突发事件引起的严重社会危害，规范突发事件应对活动，保护人民生命财产安全，维护国家安全、公共安全、环境安全和社会秩序。由第十届全国人民代表大会常务委员会第二十九次会议于 2007 年 8 月30 日通过，自 2007 年 11 月 1 日起施行。

2. 什么是突发公共卫生事件？

《突发公共卫生事件应急条例》第二条规定：

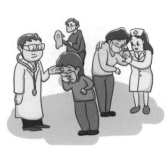

突发公共卫生事件，是指突然发生，造成或者可能造成社会公众健康严重损害的重大传染病疫情、群体

性不明原因疾病、重大食物和职业中毒以及其他严重影响公众健康
的事件。

3. 突发事件是怎么分级的？

《突发事件应对法》第四十二条规定：

国家建立健全突发事件预警制度。

可以预警的自然灾害、事故灾难和公共卫生事件的预警级别，
按照突发事件发生的紧急程度、发展势态和可能造成的危害程度分为
一级、二级、三级和四级，分别用红色、橙色、黄色和蓝色标示，一
级为最高级别。预警级别的划分标准由国务院或者国务院确定的部门
制定。

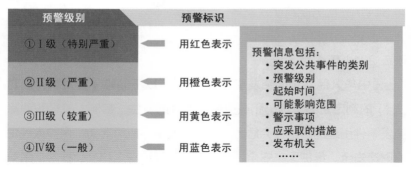

预警级别	预警标识	
① I 级（特别严重）	用红色表示	预警信息包括： • 突发公共事件的类别 • 预警级别 • 起始时间 • 可能影响范围 • 警示事项 • 应采取的措施 • 发布机关 ……
② II 级（严重）	用橙色表示	
③ III 级（较重）	用黄色表示	
④ IV 级（一般）	用蓝色表示	

4. 传染病暴发、流行时，各级政府可以采取哪些人员、物资的
征调措施？

《突发事件应对法》第五十二条规定：

履行统一领导职责或者组织
处置突发事件的人民政府，必要
时可以向单位和个人征用应急救
援所需设备、设施、场地、交通
工具和其他物资，请求其他地方

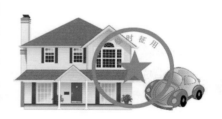

人民政府提供人力、物力、财力或者技术支援，要求生产、供应生活必需品和应急救援物资的企业组织生产、保证供给，要求提供医疗、交通等公共服务的组织提供相应的服务。履行统一领导职责或者组织处置突发事件的人民政府，应当组织协调运输经营单位，优先运送处置突发事件所需物资、设备、工具、应急救援人员和受到突发事件危害的人员。

5. 在火车、飞机等公共交通工具上发现传染病病人怎么办？

《突发公共卫生事件应急条例》第三十八条规定：

交通工具上发现根据国务院卫生行政主管部门的规定需要采取应急控制措施的传染病病人、疑似传染病病人，其负责人应当以最快的方式通知前方停靠点，并向交通工具的营运单位报告。交通工具的前方停靠点和营运单位应当立即向交通工具营运单位行政主管部门和县级以上地方人民政府卫生行政主管部门报告。卫生行政主管部门接到报告后，应当立即组织有关人员采取相应的医学处置措施。

交通工具上的传染病病人密切接触者，由交通工具停靠点的县级以上各级人民政府卫生行政主管部门或者铁路、交通、民用航空行政主管部门，根据各自的职责，依照传染病防治法律、行政法规的规定，采取控制措施。

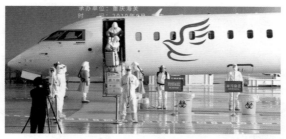

海关总署和重庆市人民政府主办的口岸突发公共
卫生事件应急演练现场（图片来源：新华社）

大众指南

涉及国境口岸和入出境的人员、交通工具、货物、集装箱、行李、邮包等需要采取传染病应急控制措施的，依照国境卫生检疫法律、行政法规的规定办理。

6. 虽然需要隔离，但是我不喜欢去不熟悉的地方，可以不去吗？

《突发公共卫生事件应急条例》第四十四条规定：

在突发事件中需要接受隔离治疗、医学观察措施的病人、疑似病人和传染病病人密切接触者在卫生行政主管部门或者有关机构采取医学措施时应当予以配合；拒绝配合的，由公安机关依法协助强制执行。

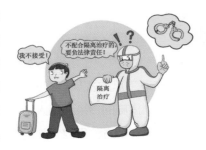

7. 发现突发公共卫生事件，我应该怎么做？

《突发公共卫生事件应急条例》第二十四条规定：

国家建立突发事件举报制度，公布统一的突发事件报告、举报电话。

任何单位和个人有权向人民政府及其有关部门报告突发事件隐患，有权向上级人民政府及其有关部门举报地方人民政府及其有关部门不履行突发事件应急处理职责，或者不按照规定履行职责的情况。

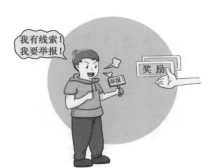

接到报告、举报的有关人民政府及其有关部门，应当立即组织对突发事件隐患、不履行或者不按照规定履行突发事件应急处理职责的情况进行调查处理。

对举报突发事件有功的单位和个人，县级以上各级人民政府及其有关部门应当予以奖励。

8. 对妨碍突发公共卫生事件防控，不服从、不配合或者拒绝执行有关政府决定、命令或者措施等行为，有哪些法律责任？

《突发公共卫生事件应急条例》第二十一条规定：

任何单位和个人对突发事件，不得隐瞒、缓报、谎报或者授意他人隐瞒、缓报、谎报。

《突发公共卫生事件应急条例》第三十六条规定：

国务院卫生行政主管部门或者其他有关部门指定的专业技术机构，有权进入突发事件现场进行调查、采样、技术分析和检验，对地方突发事件的应急处理工作进行技术指导，有关单位和个人应当予以配合；任何单位和个人不得以任何理由予以拒绝。

《突发公共卫生事件应急条例》第五十一条规定：

在突发事件应急处理工作中，有关单位和个人未依照本条例的规定履行报告职责，隐瞒、缓报或者谎报，阻碍突发事件应急处理工作人员执行职务，拒绝国务院卫生行政主管部门或者其他有关部门指定的专业技术机构进入突发事件现场，或者不配合调查、采样、技术分析和检验的，对有关责任人员依法给予行政处分或者纪律处分；触犯《中华人民共和国治安管理处罚法》，构成违反治安管理行为的，由公安机关依法予以处罚；构成犯罪的，依法追究刑事责任。

《突发事件应对法》第六十六条规定：

单位或者个人违反本法规定，不服从所在地人民政府及其有关部门发布的决定、命令或者不配合其依法采取的措施，构成违反治安管理行为的，由公安机关依法给予处罚。

9. 医疗机构遇到传染病人及密切接触者的时候需要做什么？

《突发公共卫生事件应急条例》第三十九条规定：

医疗卫生机构应当对因突发事件致病的人员提供医疗救护和现场救援，对就诊病人必须接诊治疗，并书写详细、完整的病历记录；对需要转送的病人，应当按照规定将病人及其病历记录的复印件转送至接诊的或者指定的医疗机构。

医疗卫生机构内应当采取卫生防护措施，防止交叉感染和污染。

医疗卫生机构应当对传染病病人密切接触者采取医学观察措施，传染病病人密切接触者应当予以配合。

医疗机构收治传染病病人、疑似传染病病人，应当依法报告所在地的疾病预防控制机构。接到报告的疾病预防控制机构应当立即对可能受到危害的人员进行调查，根据需要采取必要的控制措施。

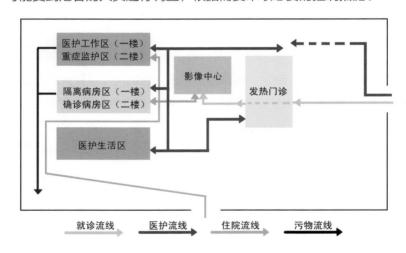

10. 传染病暴发、流行时，居民不配合工作触犯了哪些条例？

《突发公共卫生事件应急条例》第四十条规定：

传染病暴发、流行时，街道、乡镇以及居民委员会、村民委员会应当组织力量，团结协作，群防群治，协助卫生行政主管部门和其他有关部门、医疗卫生机构做好疫情信息的收集和报告、人员的分散隔离、公共卫生措施的落实工作，向居民、村民宣传传染病防治的相关知识。

《突发公共卫生事件应急条例》第四十一条规定：

对传染病暴发、流行区域内流动人口，突发事件发生地的县级以上地方人民政府应当做好预防工作，落实有关卫生控制措施；对传染病病人和疑似传染病病人，应当采取就地隔离、就地观察、就地治疗的措施。对需要治疗和转诊的，应当依照本条例第三十九条第一款的规定执行。

《突发事件应对法》第五十七条规定：

突发事件发生地的公民应当服从人民政府、居民委员会、村民委员会或者所属单位的指挥和安排，配合人民政府采取的应急处置措施，积极参加应急救援工作，协助维护社会秩序。

11. 隔离期间不遵守医疗机构规定，会被警察抓起来吗？

《突发公共卫生事件应急条例》第四十二条规定：

有关部门、医疗卫生机构应当对传染病做到早发现、早报告、早隔离、早治疗，切断传播途径，防止扩散。

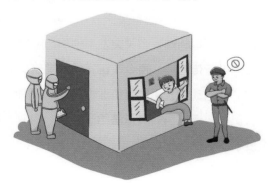

《突发公共卫生事件应急条例》第四十四条规定：

在突发事件中需要接受隔离治疗、医学观察措施的病人、疑似病人和传染病病人密切接触者在卫生行政主管部门或者有关机构采取医学措施时应当予以配合；拒绝配合的，由公安机关依法协助强制执行。

12. 突发事件发生期间散布谣言、哄抬物价等扰乱市场秩序的行为，会有什么后果呢？

《突发公共卫生事件应急条例》第五十二条规定：

在突发事件发生期间，散布谣言、哄抬物价、欺骗消费者，扰乱社会秩序、市场秩序的，由公安机关或者工商行政管理部门依法给予行政处罚；构成犯罪的，依法追究刑事责任。

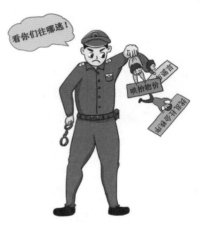

《突发事件应对法》第六十五条规定：

违反本法规定，编造并传播有关突发事件事态发展或者应急处置工作的虚假信息，或者明知是有关突发事件事态发展或者应急处置工作的虚假信息而进行传播的，责令改正，给予警告；造成严重后果的，依法暂停其业务活动或者吊销其执业许可证；负有直接责任的人员是国家工作人员的，还应当对其依法给予处分；构成违反治安管理行为的，由公安机关依法给予处罚。

13. 发生突发事件后参与应急救援，发扬正能量，国家会支持吗？

《突发事件应对法》第六十一条规定：

国务院根据受突发事件影响地区遭受损失的情况，制定扶持该地区有关行业发展的优惠政策。

受突发事件影响地区的人民政府应当根据本地区遭受损失的情况，制定救助、补偿、抚慰、抚恤、安置等善后工作计划并组织实施，妥善解决因处置突发事件引发的矛盾和纠纷。

公民参加应急救援工作或者协助维护社会秩序期间，其在本单位的工资待遇和福利不变；表现突出、成绩显著的，由县级以上人民政府给予表彰或者奖励。

县级以上人民政府对在应急救援工作中伤亡的人员依法给予抚恤。

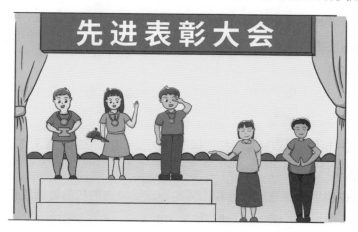

三、突发预案

《国家突发公共卫生事件应急预案》是根据《传染病防治法》制

大众指南

定的应急预案，适用于突然发生，造成或者可能造成社会公众身心健康严重损害的重大传染病、群体性不明原因疾病、重大食物和职业中毒，以及因自然灾害、事故灾难或社会安全等事件引起的严重影响公众身心健康的公共卫生事件的应急处理工作。制定的目的是有效预防、及时控制和消除突发公共卫生事件及其危害，指导和规范各类突发公共卫生事件的应急处理工作，最大程度地减少突发公共卫生事件对公众健康造成的危害，保障公众身心健康与生命安全。

1. 突发公共卫生事件应急响应分级

《国家突发公共卫生事件应急预案》规定，根据突发公共卫生事件性质、危害程度、涉及范围，突发公共卫生事件划分为四级：

（1）一级响应

由国务院组织实施，各省级人民政府统一领导和指挥下组织协调省内应急处置工作。

（2）二级响应

由省级人民政府领导和指挥本行政区域内的应急处置工作。

（3）三级响应

由市级人民政府领导和指挥本行政区域内的应急处置工作。

（4）四级响应

由县级人民政府领导和指挥本行政区域内的应急处置工作。上一级人民政府可根据实际情况给予下级人民政府指导和支持。

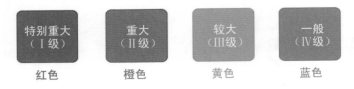

2. 对号入座，应对突发公共卫生事件

突发公共事件医疗卫生救援应急组织体系示意图如下：

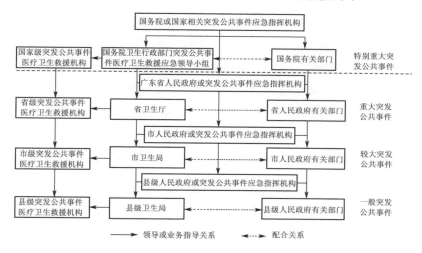

3.《国家突发公共卫生事件应急预案》规定的技术保障

（1）信息系统

国家建立突发公共卫生事件应急决策指挥系统的信息、技术平台，承担突发公共卫生事件及相关信息收集、处理、分析、发布和传递等工作，采取分级负责的方式进行实施。

要在充分利用现有资源的基础上建设医疗救治信息网络，实现卫生行政部门、医疗救治机构与疾病预防控制机构之间的信息共享。

（2）疾病预防控制体系

国家建立统一的疾病预防控制体系。各省（区、市）、市（地）、县（市）要加快疾病预防控制机构和基层预防保健组织建设，强化医疗卫生机构疾病预防控制的责任；建立功能完善、反应迅速、运转协调的突发公共卫生事件应急机制；健全覆盖城乡、灵敏高效、快速畅通的疫情信息网络；改善疾病预防控制机构基础设施和实验室设备条

件；加强疾病控制专业队伍建设，提高流行病学调查、现场处置和实验室检测检验能力。

（3）应急医疗救治体系

按照"中央指导、地方负责、统筹兼顾、平战结合、因地制宜、合理布局"的原则，逐步在全国范围内建成包括急救机构、传染病救治机构和化学中毒与核辐射救治基地在内的，符合国情、覆盖城乡、功能完善、反应灵敏、运转协调、持续发展的医疗救治体系。

（4）卫生执法监督体系

国家建立统一的卫生执法监督体系。各级卫生行政部门要明确职能，落实责任，规范执法监督行为，加强卫生执法监督队伍建设。对卫生监督人员实行资格准入制度和在岗培训制度，全面提高卫生执法监督的能力和水平。

（5）应急卫生救治队伍

各级人民政府卫生行政部门按照"平战结合、因地制宜，分类管理、分级负责，统一管理、协调运转"的原则建立突发公共卫生事件应急救治队伍，并加强管理和培训。

（6）演练

各级人民政府卫生行政部门要按照"统一规划、分类实施、分级负责、突出重点、适应需求"的原则，采取定期和不定期相结合的形式，组织开展突发公共卫生事件的应急演练。

（7）科研和国际交流

国家有计划地开展应对突发公共卫生事件相关的防治科学研究，包括现场流行病学调查方法、实验室病因检测技术、药物治疗、疫苗和应急反应装备、中医药及中西医结合防治等，尤其是开展新发、罕见传染病快速诊断方法、诊断试剂以及相关的疫苗研究，做到技术上有所储备。同时，开展应对突发公共卫生事件应急处理技术的国际交流与合作，引进国外的先进技术、装备和方法，提高我国应对突发公共卫生事件的整体水平。

4. 《国家突发公共卫生事件应急预案》规定的物资保障

(1) 物资储备

各级人民政府要建立处理突发公共卫生事件的物资和生产能力储备。发生突发公共卫生事件时，应根据应急处理工作需要调用储备物资。卫生应急储备物资使用后要及时补充。

(2) 经费保障

应保障突发公共卫生事件应急基础设施项目建设经费，按规定落实对突发公共卫生事件应急处理专业技术机构的财政补助政策和突发公共卫生事件应急处理经费。应根据需要对边远贫困地区突发公共卫生事件应急工作给予

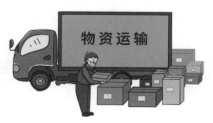

经费支持。国务院有关部门和地方各级人民政府应积极通过国际、国内等多渠道筹集资金，用于突发公共卫生事件应急处理工作。

5. 《国家突发公共卫生事件应急预案》规定的通信交通保障

各级应急医疗卫生救治队伍要根据实际工作需要配备通信设备和交通工具。

6. 《国家突发公共卫生事件应急预案》规定的法律保障

国务院有关部门应根据突发公共卫生事件应急处理过程中出现的新问题、新情况，加强调查研究，起草和制订并不断完善应对突发公共卫生事件的法律、法规和规章制度，形成科学、完整的突发公共卫生事件应急法律和规章体系。

国务院有关部门和地方各级人民政府及有关部门要严格执行《突发公共卫生事件应急条例》等规定，根据本预案要求，严格履行职责，实行责任制。对履行职责不力，造成工作损失的，要追究有关当事人的责任。

7. 《国家突发公共卫生事件应急预案》规定的宣传教育

县级以上人民政府要组织有关部门利用广播、影视、报刊、互联网、手册等多种形式对社会公众广泛开展突发公共卫生事件应急知识的普及教育，宣传卫生科普知识，指导群众以科学的行为和方式对待突发公共卫生事件。要充分发挥有关社会团体在普及卫生应急知识和卫生科普知识方面的作用。

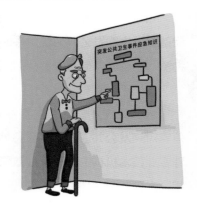